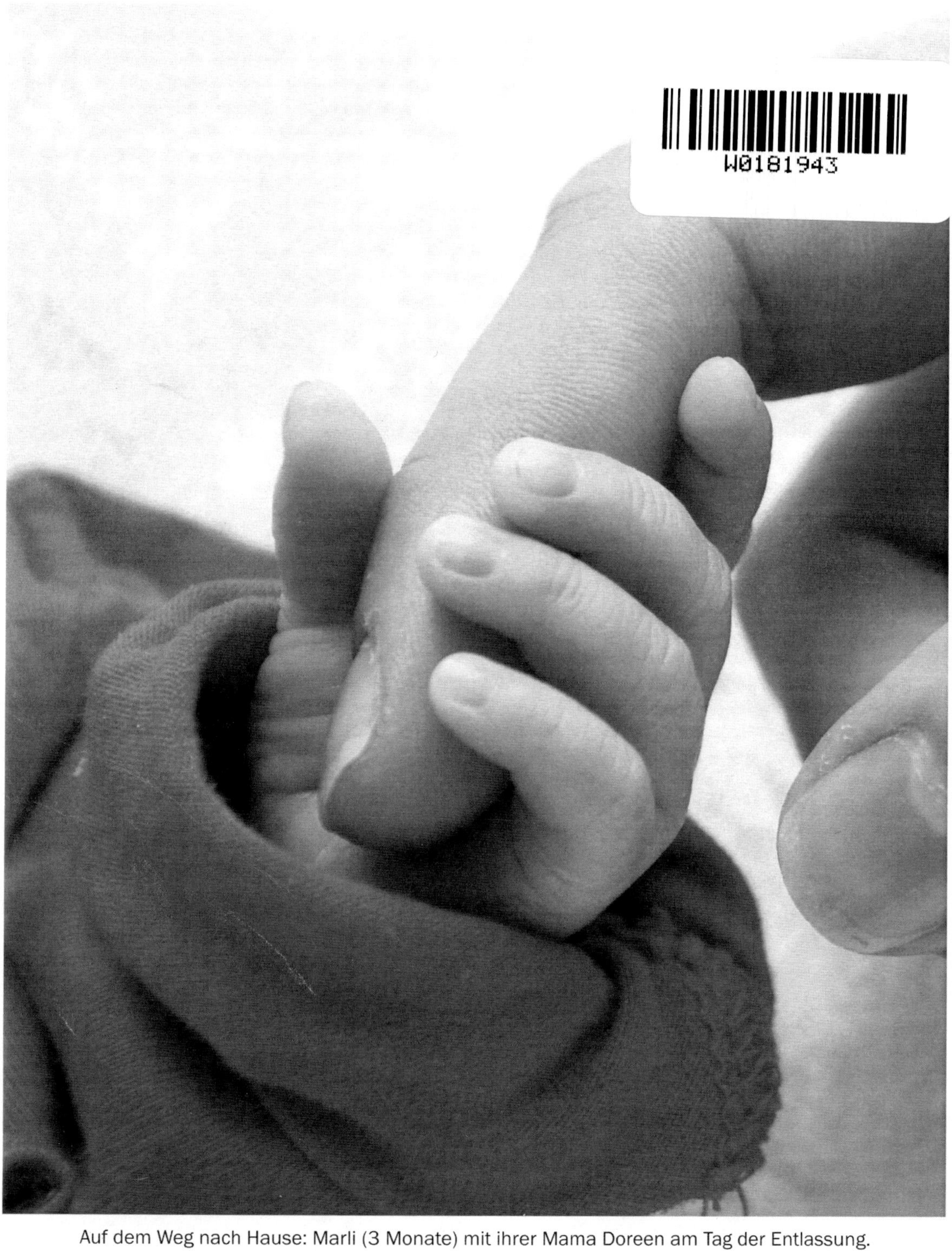

Auf dem Weg nach Hause: Marli (3 Monate) mit ihrer Mama Doreen am Tag der Entlassung.

Bibliografische Information der Deutschen Nationalbibliothek

Die Deutsche Nationalbibliothek verzeichnet diese Publikation in der Deutschen Nationalbibliografie; detaillierte bibliografische Daten sind im Internet über http://dnb.d-nb.de abrufbar.

Geschlechtsneutrale Schreibweise

Das vorliegende Buch verwendet meistens eine geschlechtsneutrale Schreibweise. Wenn z.B. vom „Arzt" die Rede ist, wird hierunter auch die „Ärztin" verstanden.

Besonderer Hinweis

Das Werk einschließlich aller seiner Teile ist urheberrechtlich geschützt. Jede Verwertung außerhalb der Bestimmungen des Urheberrechtsgesetzes ist ohne schriftliche Zustimmung des Verlags unzulässig und strafbar. Dies gilt insbesondere für Vervielfältigungen, Übersetzungen, Mikroverfilmungen und die Einspeicherung und Verarbeitung in elektronischen Systemen.

Haftungsausschluss

Die persönliche Betreuung in Gesundheitsfragen und während einer Schwangerschaft oder Geburt sollte immer durch entsprechendes Fachpersonal geleistet werden. Die Hinweise und Vorschläge in diesem Buch sind kein Ersatz für medizinischen Rat. Im Zweifelsfall befragen Sie bitte Hebamme, GynäkologIn, Arzt/Ärztin oder ApothekerIn. Teile des vorliegenden Buches basieren (unter anderem) auf zahlreichen persönlichen Angaben, die zur Wahrung der authentischen Wiedergabe inhaltlich von uns nicht modifiziert wurden.

Weder Autorinnen, LektorInnen, GastautorInnen noch Verlag können für eventuelle Nachteile oder Schäden, die aus den im Buch vorgestellten Informationen resultieren, eine Haftung übernehmen. Alle Angaben erfolgen ohne Gewähr. Eine Haftung der Autorin bzw. des Verlags und seiner Beauftragten für Personen-, Sach- und Vermögensschäden ist ebenfalls ausgeschlossen.

Sollten sich trotz sorgfältiger Korrektur Fehler eingeschlichen haben, erbitten wir weiterführende Hinweise darauf. Wenden Sie sich in diesem Fall bitte schriftlich an den Verlag.

Markenschutz

Dieses Buch enthält eingetragene Warenzeichen, Handelsnamen und Gebrauchsmarken. Wenn diese nicht als solche gekennzeichnet sein sollten, so gelten trotzdem die entsprechenden Bestimmungen.

Originalausgabe, Februar 2015

© 2015 edition riedenburg

Anschrift	edition riedenburg, Anton-Hochmuth-Straße 8, 5020 Salzburg, Österreich
E-Mail	verlag@editionriedenburg.at
Internet	editionriedenburg.at
Lektorat	Dr. Heike Wolter, Regensburg
Fachlektorat	Anna Rockel-Loenhoff, Unna
Abbildungsnachweise	Notizzettel auf S. 36 © picsfive - Fotolia.com

Umschlaggestaltung, Satz und Layout: edition riedenburg
Herstellung: Books on Demand GmbH, Norderstedt

ISBN 978-3-902943-80-4

Doreen Grabs

Zu früh geboren

Frühchen-Mütter erzählen

edition riedenburg

Inhaltsverzeichnis

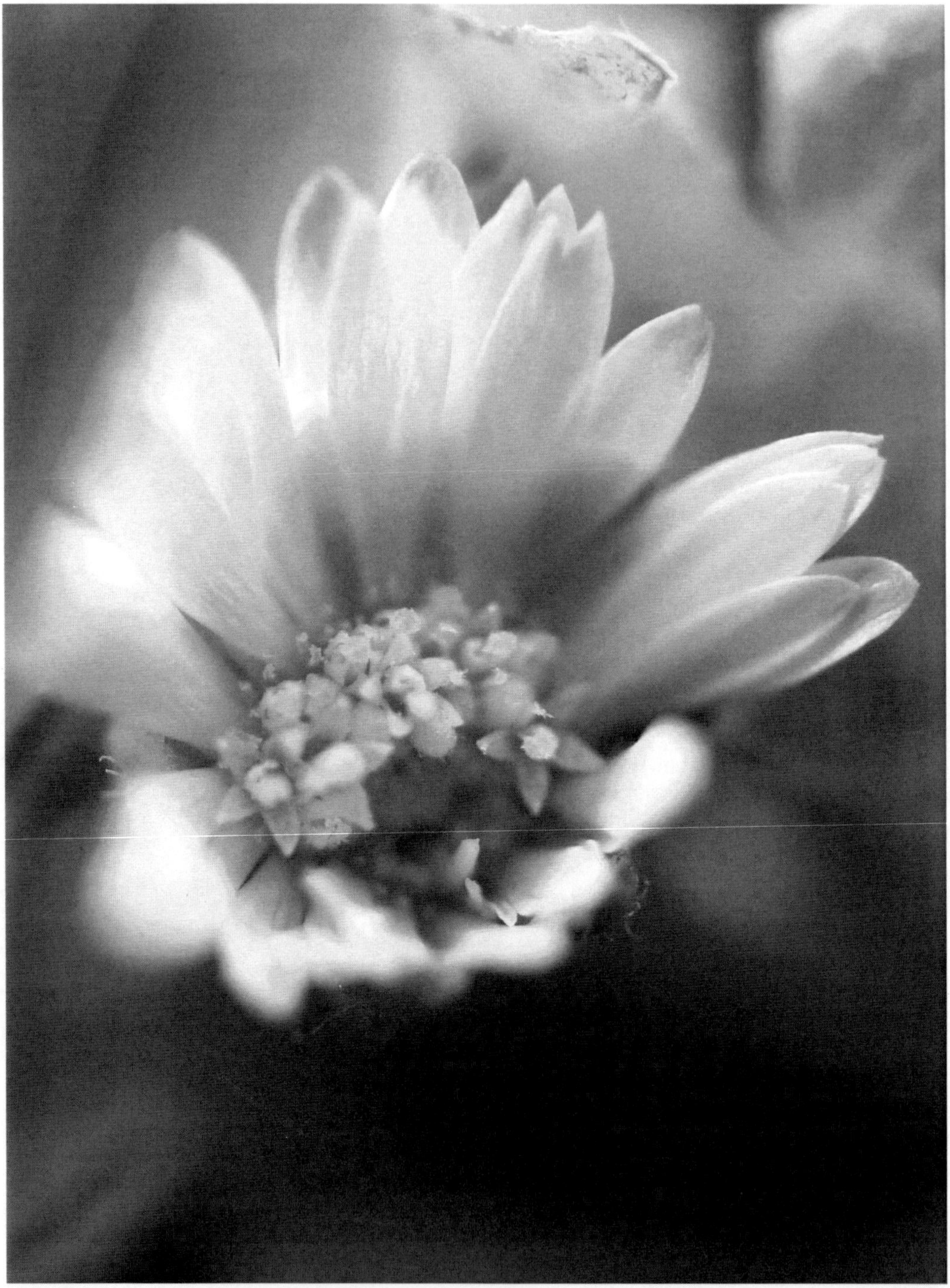

Vorwort

Jedes Jahr bekommt etwa jede zehnte schwangere Frau ein frühgeborenes Baby. Eigentlich ist es erschreckend, wie wenig man darüber weiß. In welchem Geburtsvorbereitungskurs wird über so etwas geredet? Ich kenne keinen. Jede denkt sich doch: So etwas passiert mir nicht, das geschieht nur den anderen!

Ich möchte mit meinem Buch darauf aufmerksam machen, dass eine Frühgeburt nicht nur die anderen trifft. Ich möchte dazu beitragen, dass vielleicht mehr darüber geredet wird. Ich wünsche mir, dass betroffene Frauen über ihre Erfahrungen erzählen, so dass deutlicher wird, was für Konsequenzen die (zu) frühe Geburt haben kann. Es ist nicht selbstverständlich, dass man ein gesundes Baby spontan zwischen der 37. und 42. Schwangerschaftswoche zur Welt bringt.

Wieso wird man mit einem Frühchen so überrumpelt? Bei mir war alles in Ordnung. Nie hat jemand zu mir gesagt, dass ich mich darauf einstellen muss, ein Frühchen zu bekommen. Vielleicht wäre ich dann mit der ganzen Sache anders umgegangen?!

Was, wenn ich einen anderen Frauenarzt gehabt hätte, wäre das dann auch alles so verlaufen? Hätte man vielleicht schon eher eingreifen können? Was, wenn ich nicht zum 3D-Ultraschall ins Krankenhaus gegangen wäre? Dann wäre mein Baby vielleicht sogar verstorben, in meinem Bauch quasi verhungert.

Wie klein ist eigentlich klein? Die Frage stellte ich mir häufiger. Denn als meine Familie auf dem Weihnachtsmarkt war, hat sie eine Bekannte getroffen, die meinte, dass unser Baby mit seinen 31 Zentimetern Körperlänge „doch gar nicht so klein“ gewesen wäre. Wissen solche Menschen denn nicht, dass ausgetragene Babys etwa 50 Zentimeter lang sind?

Ich war in der damaligen Situation jedenfalls sehr besorgt, weil ich jeden Tag sah, wie klein und schutzbedürftig mein Kind in seinem Brutkasten war.

Die meisten Leute ahnen wahrscheinlich gar nicht, wie es auf einer Frühgeborenenstation zugeht. Die tägliche Angst, die man um das eigene Baby hat, ist unendlich groß. Jeder Tag muss aufs Neue gemeistert werden. Man steht vor der großen Stationstür und fragt sich, ob es dem kleinen Würmchen gut geht oder ob etwas Neues dazu gekommen ist, wogegen das Kleine ankämpfen muss.

Als Mutter (und wohl auch als Vater) fühlt man sich selbst immer verletzlicher. Und dann tun unpassende Kommentare weh.

Dies soll kein Ratgeber dafür sein, wie man bestimmten Ursachen der Frühgeburtlichkeit vorbeugen kann. Denn trotz guter, ausgewogener Ernährung beispielsweise kann es passieren, dass man eine Frühgeburt erleidet und den Grund dafür nicht erfährt.

Dieses Buch soll Müttern von zu früh geborenen Babys Mut machen und ihnen bestimmte Zusammenhänge verständlich erklären. Denn wie oft versteht man das Fachchinesisch der Ärzte nicht und steht weiter ahnungslos da?

Im ersten Teil erzähle ich meine eigene Geschichte. Im zweiten erläutere ich die wesentlichen fachlichen Hintergründe aus der Sicht und auf dem Wissensstand von Eltern. Im letzten Teil kommen Mütter zu Wort, die auch ein Frühchen bekommen haben. Sie erzählen ihre Geschichten. Von der Geburt. Von den Krankheiten des Babys. Und wie sie den ganzen Stress gemeistert haben.

Es gibt mehr Frühchen, als man denkt. Aber auch die Eltern spielen eine wichtige Rolle, denn nicht nur das Baby ist zu früh geboren, man ist auch zu früh Eltern geworden. Vielleicht war für das Baby noch nichts vorbereitet oder noch nicht der richtige Name gefunden.

All so etwas kommt plötzlich ohne Vorwarnung auf einen zu und man muss stark sein – für das eigene Baby und für sich selbst.

Doreen Grabs, im Februar 2015

Charli und wir

So fing bei uns alles an …

2012 sollte unser Jahr werden. Am 6. Dezember 2011 machte mir mein Mann einen Heiratsantrag. Ich war überwältigt und total überrascht. Klar wollte ich ihn heiraten. Alles war so perfekt. Unsere Hochzeit war für Juli geplant. Die Vorbereitungen liefen super.

Im April blieben meine Tage aus. Ich dachte mir nichts dabei, kann ja passieren, dann kommen sie halt ein bisschen später. Nach einer Woche war immer noch keine Menstruation in Sicht. Ich kaufte mir einen Schwangerschaftstest und legte ihn in den Schrank. Ich glaubte immer noch fest daran, dass meine Tage heute oder morgen kommen würden.

Einige Tage später machte ich den Test dann doch. Was hatte ich schon zu verlieren? Ich brauchte nicht warten. Er war sofort positiv. Ich freute mich, aber so recht glauben konnte ich es nicht. Ich wartete noch ein bisschen, bevor ich es meinem Mann erzählte. In der Zeit machte ich noch zwei weitere Schwangerschaftstests. Alle waren sofort positiv. Die Tests konnten sich nicht irren: Ich war wirklich schwanger!

Mein Mann freute sich riesig, als ich es ihm dann endlich sagte. Sofort machte ich einen Termin bei der Frauenärztin. Dann kam der lang ersehnte Tag der Untersuchung. Endlich würde ich mein Baby sehen. Ich kam dran, musste ein paar Tests machen und dann kam der Ultraschall. „Herzlichen Glückwunsch", sagte die Ärztin, „Sie können sich wieder anziehen." Ich war etwas überrascht. Es war alles so schnell gegangen, ich hatte mein Baby noch nicht einmal richtig betrachten können.

Naja, dann bei nächsten Mal, versuchte ich mich zu trösten. Ich würde ja schließlich gleich ein Bild von meinem Baby bekommen. Ich zog mich schnell an, war total aufgeregt und dann – dann durfte ich gehen. Ich bekam kein Bild, keine Information. Bis auf die, dass ich in der achten Woche schwanger wäre.

Ich hatte mir das alles anders vorgestellt. Aber es war ja meine erste Schwangerschaft und ich wusste nicht, wie so etwas vonstattengeht. Ich war enttäuscht. Meine Familie war auch ganz verwundert, dass ich kein Bild bekommen hatte.

Ein paar Tage später bekam ich Blutungen. Es war altes Blut. Ich machte mir trotzdem totale Sorgen. Ich rief meine Frauenärztin an und durfte sofort kommen. Es wurde ein Ultraschall gemacht. Dann wurde mir gesagt, dass es dem Baby gut ginge, ich aber ein Hämatom an der Fruchtblase hätte. Ich wurde für ein paar Tage krankgeschrieben und sollte mich ausruhen.

Wieder bekam ich kein Bild und auch keine weiteren Informationen über dieses Hämatom. Auf meine Frage, weshalb ich schon wieder kein Bild von meinem Kind bekäme, wurde mir gesagt, dass Ultraschallbilder zu viel Geld kosten und sie deshalb generell keine Fotos herausgeben würden.

Jede Schwangerschaft, besonders die erste, ist etwas völlig Neues und Schönes, worauf sich viele Frauen jahrelang freuen. Auch wenn es für die behandelnde Ärztin Routine war, blieb es für mich unverständlich, dass sie mich so abfertigte.

Ich ging nach Hause, rief meine Schwester an und jammerte mich bei ihr aus. Sie empfahl mir ihren Frauenarzt. Ich machte gleich einen Termin und durfte am nächsten Tag kommen. Ich erklärte dem Frauenarzt meinen Kummer, woraufhin er einen Ultraschall machte. Nebenbei erklärte er mir, was zu sehen war. Er nahm sich Zeit für mich, sagte mir dann auch, wie das Hämatom zustande gekommen sein könnte, und beruhigte mich. Noch auf dem Behandlungsstuhl bekam ich mein erstes Foto.

Die Schwangerschaft verlief gut; ich hatte keine Probleme, ernährte mich gesund, der Bauch wuchs. Was sollte noch schiefgehen? Ich freute mich immer riesig auf den Ultraschall, um zu sehen, wie mein Baby aussieht und ob es gewachsen war. Der Frauenarzt sagte immer: „Alles super, ist ein bisschen klein, aber das macht doch nichts. Dann tut es nicht so weh, wenn sie raus möchte."

Wir würden ein Mädchen bekommen. Und wir freuten uns sehr darüber.

Im Juli war dann unsere Hochzeit. Es war ein wunderschöner Tag, der nicht besser hätte verlaufen können. Einen Monat später fing mein Mann bei einer neuen, besseren Arbeitsstelle an. Alles war so perfekt. Vielleicht auch ein bisschen zu perfekt. Wir hatten im Krankenhaus einen Termin zum 3D-Ultraschall. Der Arzt sagte mir, dass unser Baby zwar sehr klein wäre, aber das sei nicht weiter schlimm. Er würde es jedoch beobachten wollen. In vier Wochen sollte ich zur Kontrolle wiederkommen. Weil mein Mädchen so klein war, bekamen wir leider kein 3D-Bild von unserer Maus mit.

Schon bald zogen wir in eine größere Wohnung mit einem extra Zimmer für unser Baby um. Der Umzug war schnell vorbei. Klar standen überall noch Kisten herum, aber wir waren angekommen.

Marlis zu frühe Geburt

Am nächsten Tag hatte ich dann den Kontrolltermin im Krankenhaus. Der Arzt machte den Ultraschall, sagte aber komischerweise nichts. Als ich mich angezogen hatte, wurde ich ins Sprechzimmer gebeten. Da wartete ich dann. Es war irgendwie merkwürdig. So still. Irgendetwas stimmte nicht. Dann kam der Arzt endlich und sagte mir, dass ich nicht mehr nach Hause dürfte und gleich in den Kreißsaal müsste. Da würde dann ein CTG gemacht, um zu schauen, ob ich Wehen hätte, die Herztöne des Babys kontrolliert etc.

Mein Baby war nicht mehr gewachsen seit der letzten Untersuchung! Ich lag im Kreißsaal im hintersten Raum und bekam gleich eine Lungenreifespritze. Die Hebammen sagten, dass ich jetzt etwa eine Stunde hier liegen müsste, dann dürfte ich wieder auf mein Zimmer.

Nach drei Stunden klingelte ich schließlich. Hatten die mich etwa vergessen? Eine Hebamme kam, die mir erklärte, dass ich im Kreißsaal bleiben müsste, denn die Herztöne meines Babys wären schlecht, und sie müssten überwacht werden, um im Notfall einzugreifen.

Abends kam mein Mann mit Blumen und Süßigkeiten. Ich konnte die ganze Nacht nicht schlafen; ständig kam jemand herein und rüttelte an meinem Bauch. Ich machte kein Auge zu.

Am nächsten Morgen kam eine ganze Mannschaft an Schwestern, Hebammen und Ärzten zu mir. Ich war sofort beunruhigt. Sie wollten mein Baby um 14 Uhr – noch am selben Tag – holen. Ich bekam Panik und rief meinen Mann an, dass er so schnell wie möglich herkommen sollte. Er traf dann auch wenig später mit meiner Mama ein.

14 Uhr: Mein Mann wollte mit in den OP-Saal. Ich wurde schon hineingeschoben, doch mein Mann durfte mich nicht begleiten. Wieso, ist mir bis heute noch unklar. So lag ich ganz alleine, nackt und am Boden zerstört im OP-Saal. Als meine Tochter geboren wurde, war es 14.15 Uhr. Ich weinte nicht, denn ich hörte, wie sie schrie. Das war doch ein gutes Zeichen, oder? Jetzt würde ich sie bestimmt gleich sehen! Dem war aber nicht so. Sie wurde gleich weggebracht. Ich habe sie nicht gesehen.

Ich hingegen wurde fertig operiert und auf mein Zimmer geschoben. Und dann begann unser Albtraum.

Eine klitzekleine Kämpferin

„Es war einmal eine Prinzessin ...“ – so fangen viele Märchen an. Aber dies war kein Märchen, es passierte wirklich.

Ich saß vor Marlis Brutkasten. „Inkubator“ hieß das Gerät, hatten sie gesagt. Sie war so klein, so süß, mein ... BABY ... mein Ein und Alles. Gerade einmal 670 Gramm wog sie – viel zu wenig für die 29. Schwangerschaftswoche. Deshalb hatten die Ärzte entschieden, sie zu holen. Sie hatte auf ihrem kleinen Gesicht eine Atemmaske. Zur Unterstützung, hatte man mir erklärt – falls die Atmung aussetzen würde.

Überall piepste es. Da waren Monitore ... Ich hatte selber Schmerzen. Die Kaiserschnittnarbe schmerzte, aber das durfte ich mir nicht anmerken lassen, sonst müsste ich wieder auf mein Zimmer.

Ich musste stark sein für mein geliebtes Baby. Die körperlichen Schmerzen waren auch gar nicht das Schlimmste. Meine Seele litt. Litt mit dem kleinen

Wesen, das sie mir unter dem Herzen weggeschnitten hatten, mir entrissen hatten, um es zu retten.

Mein Mutterkuchen hatte viel zu früh die Schwangerschaft beenden wollen, war einfach zu schnell gealtert. Warum passierte das ausgerechnet mir? Ich rauchte und trank nicht und hatte auch sonst gesund gelebt. Ich konnte es mir einfach nicht erklären.

„Sie wird sterben …"

Drei Tage war sie jetzt schon alt. Die Ärzte sagten, es ginge ihr gut! Ich wollte unbedingt zu ihr. Aber was war das? In dem kleinen Zimmer, in dem sie lag, war alles voller Ärzte und Schwestern. Wieso durfte ich nicht zu ihr, was war passiert?

Nach ewigem Warten durfte ich rein und mir wurde erklärt, dass ihr Darm gerissen und ihr kleiner Bauch deswegen so gebläht sei, weil überall in ihrem Bauch Kot war. Es riss mir den Boden unter den Füßen weg.

„Sie wird sterben, sie wird es nicht schaffen …" – Mit dieser Aussage und meinen Gefühlen zu diesem immer wiederkehrenden Gedanken ließ mich die Schwester alleine. Ich saß vor ihrem Inkubator und hätte sie am liebsten rausgenommen und ihr gesagt: „Du darfst nicht sterben, ich brauche dich!"

Natürlich ging das nicht. So lag sie alleine in ihrem Inkubator, und ich hockte verzweifelt davor. Ich konnte ihr einfach nicht helfen. Der Gedanke daran, dass sie Schmerzen hatte, war unerträglich.

Ich musste zur Psychologin. Was sie mir alles erzählt hat, weiß ich gar nicht mehr so genau, denn ich hatte nur einen Gedanken: „Mein Baby." Mein Kopf war voller Gedanken und mein Herz voller Sehnsucht und Schmerz.

So verging der Tag. Ich durfte nicht mehr zu ihr, saß auf meinem Bett, und alles kam mir wie ein schlechter Traum vor, aus dem ich einfach nicht aufwachen konnte. Abends wurden wir in einen separaten Raum gebeten. Dort wurden normalerweise Neugeborene versorgt. Er war leer. Und so fühlte ich mich ohne mein Baby. Meine Leere hätte tausend Räume füllen können.

Die Operation am Darm

Dann kam eine Schwester, die uns erklärte, dass mein Baby operiert werden müsste, noch heute Abend. Es sei dringend. Als sei das alles nicht schlimm genug, sagte sie, dass mein Baby dafür in ein anderes Krankenhaus verlegt werden müsste, und ich dürfte nicht mit. Schließlich meinte sie noch, dass ich jetzt noch nicht auf mein Zimmer könnte, es wäre gerade eine Horde Schwangere hierher unterwegs zur Besichtigung des Krankenhauses und die sollten ja schließlich nicht sehen, dass es mir und meinem Baby schlecht ginge.

Stunden später kam dann endlich der Transporter. Sie wurde abgeholt. Wir standen im Flur mit ihrem Kuscheltier im Arm. Sie wurde an uns vorbeigeschoben. Wir durften nur noch winken! Was für ein Trost?

Wie krank mir das alles vorkam. Das konnte doch nicht wirklich gerade passieren. Ich war am Ende meiner Kräfte, war voller Schmerz. Verzweiflung kam in mir hoch. Ich stand am Fenster mit Tränen in den Augen und musste zusehen, wie mein kleiner Schatz mit Blaulicht davonfuhr, weg von mir. Zurück blieb eine unendlich große Leere.

Ich sollte mich ablenken, sagten sie. Das konnte ich natürlich nicht. Bei dem Gedanken, dass es ihr furchtbar schlecht ging und ich nicht bei ihr sein konnte, brach ich fast zusammen.

Mich selber zu entlassen schien mir das einzig Richtige in diesem Moment. Eine Freundin meiner Mutter holte mich ab. Es ging mir alles nicht schnell genug. Ich wollte zu meiner Tochter, einfach nur bei ihr sein.

Ich bekam zwei Schmerztabletten mit. Eine für die Nacht und eine für morgens. So schnell mich meine wackeligen Beine tragen konnten, verließ ich das Krankenhaus. Was mir vielleicht passieren konnte, blendete ich aus. Es war egal, denn ich fuhr zu ihr, und das fühlte sich richtig an. Es war das Einzige, was ich für sie tun konnte: bei ihr sein. Wie im Flug fuhren wir über die Autobahn. Ich konnte keinen klaren Gedanken fassen.

Als wir ankamen, war sie schon lange im OP. Nach ewigem Warten und unzähligen Tränen kam endlich der Chirurg zu mir. Er sah gar nicht aus wie einer, der gerade meiner Tochter das Leben gerettet hatte. Der sympathische Eindruck verschwand so schnell, wie er gekommen war. Nach vielen Worten, von denen ich nichts behalten habe, sagte er: „Also ich habe mein Bestes gegeben, aber wenn der liebe Gott das nicht möchte, wird sie es nicht schaffen ...!"

Das Thema musste wahrscheinlich angesprochen werden. Das verstand ich sogar, aber mir kam es in diesem Moment nur einfach taktlos vor. Er sagte es sechs Mal. Meine Hoffnung, sie würde es schaffen, wurde praktisch zunichte gemacht. Er ging.

„Sie wird es nicht schaffen." Immer wieder schoss mir dieser Satz durch den Kopf. Ein paar Stunden später durften wir dann zu ihr. Sie lag wieder in ihrem Inkubator, ganz friedlich, sie sah gut aus, als ob sie keine Schmerzen hätte.

Zum ersten Mal konnte ich auch ihr wunderschönes Gesicht sehen. Das war ein unbeschreibliches Gefühl. Sie hatte pechschwarze Haare. Da blendete ich sogar die vielen Schläuche und die riesige Narbe auf ihrem kleinen Bauch aus. Unter der Narbe waren links und rechts zwei kleine Löcher gemacht worden. Sie hatte einen künstlichen Darmausgang bekommen.

Wir mussten gehen. Als wir zu Hause ankamen, konnte ich kaum schlafen. Irgendwann nickte ich weinend ein und nach ein paar Stunden wachte ich auch so wieder auf. Ich musste wissen, wie es ihr ging, wie ihre Nacht gewesen war. Hatte es Komplikationen gegeben? Ich hatte Schmerzen. Das erinnerte mich an die letzte Schmerztablette, die ich hatte. Ich nahm sie, doch der Schmerz blieb.

Wir fuhren schnellstmöglich zu ihr. Ich hatte Angst, ich wollte das alles nicht, aber ich musste da durch. Ich klingelte an der Frühchenstation. Lächelnd machte mir eine Schwester die Tür auf und sagte mir gleich, dass sie die Nacht gut überstanden hätte.

Mir fielen zentnerweise Steine vom Herzen: Sie lebte und es ging ihr gut. Sie konnte ihre Beine wegen einer Rückenmarksbetäubung noch nicht bewegen, aber ihre Arme waren fleißig in Bewegung.

Ich stand den ganzen Tag an ihrem Inkubator, aber ich konnte mich nicht hinsetzen, sonst sah ich sie nicht. Ich wollte sie sehen, war so erleichtert und glücklich, da vergisst man seine eigenen Schmerzen.

Kritische Tage

Fünf kritische Tage gäbe es. Wenn sie die gut überstehen würde, könnte sie den Rest auch meistern.

Jedes Mal, wenn ich nach Hause fahren musste, war es wie ein Stich ins Herz. Immer rief ich noch einmal an, obwohl ich gerade von ihr kam und ihr Zustand sich kaum verändert haben konnte. Aber ich konnte dann besser einschlafen.

Gerade zu Hause, war Post von der Arbeitsstelle meines Mannes im Briefkasten: Es war seine Kündigung, weil er sich hatte krankschreiben lassen, um für uns da zu sein. Für sein kleines Baby, das viel zu früh zur Welt gekommen und viel zu leicht war. Das war total herzlos von seiner Chefin. Sie hat selber Kinder und sogar Enkelkinder. Es war für uns unverständlich, dass sie so auf diese Entscheidung reagierte. Als sei das alles nicht schlimm genug, wurde uns auch noch der finanzielle Halt genommen. Ich war fassungslos. Wie sollte es nur mit uns weitergehen?

Falls es unserem Baby schlecht gehen sollte, versprachen die Schwestern uns anzurufen. Natürlich hoffte ich, dass es nicht passierte.

Plötzlich, am dritten Tag nach der OP, klingelte mein Handy. Panik kam in mir hoch. Gleichzeitig wurde mir heiß und kalt. Das konnte doch nicht wirklich sein, dass es ihr schlecht ging, wünschte ich mir inbrünstig. Mit zitternder Stimme meldete ich mich. „Hallo! Frühchenstation, keine Panik, es ist nix passiert!"

Ich war sofort erleichtert. Es ging zum Glück nur darum, dass mein Hotelzimmer gebucht worden war. Das bekamen Eltern, wenn sie weiter entfernt wohnten, um immer in der Nähe ihres Kindes sein zu können. Die Schwester sagte auch noch, dass mein kleines Mädchen heute ein paar Mal ihre schwarzen Äuglein aufgemacht hätte.

Die fünf Tage verliefen insgesamt ganz gut. Am Abend merkte ich dann immer erst, wie anstrengend das Stehen war. Meine Narbe schmerzte noch sehr. Ich hatte mich ja auch nicht wirklich geschont die letzten Tage.

Am sechsten Tag nach der OP wurde sie wieder zurück in unser altes Krankenhaus verlegt. Wir waren schon lange vor ihr da, ich war total aufgeregt. Dann kam sie endlich. Wieder dauerte die Aufnahme Stunden. Also warteten wir. Später durften wir ihr noch gute Nacht sagen. Dann mussten wir auch gleich wieder fahren.

Elf Tage war sie jetzt schon alt. Ich stand, wie immer, vor ihrem Inkubator. Auf ihrem Medizinschrank war ein Brief von meinem Baby, mit einem Bild von ihr, auf dem sie ohne Atemmaske zu sehen war. In dem Brief stand:

Guten Morgen liebe Mama, lieber Papa,

schaut, heute Nacht habe ich so lange geschimpft, bis die Pflegekraft sich erbarmt und mir alles „abgebaut" hat. Das war toll und ich war zufrieden. Habe prima allein geatmet für eine 3/4 Stunde. Dann kam aber alles wieder dran.

Ganz liebe Grüße, Eure Marli

PS: Heute Morgen habe ich sogar 2 ml langsam getrunken, mit Hilfe natürlich. Hmm, war lecker! Muttermilch. Ich bin eine „Kämpferin"!

Ich war glücklich. Mir kamen die Tränen. Es war so schön, sie so zu sehen. Das sollte aber noch nicht alles sein. Ich durfte sie zum ersten Mal zum Kuscheln rausnehmen. „Känguruhen" hieß das. Man machte auf der eigenen Brust ein Plätzchen frei für das kleine Baby. Das wurde dann direkt auf die nackte Haut gelegt. Und dann wurde gekuschelt, mindestens zwei Stunden, weil das Hin und Her für die Kleine sehr anstrengend war.

Ich bekam einen kleinen Spiegel, damit ich sie besser sehen konnte. Sie war so klein und fühlte sich warm an. Ein tolles Gefühl, endlich war sie wieder bei mir. Ich hätte ewig mit ihr so liegen können, aber nach vier Stunden musste sie zurück in ihr Nestchen. Ich durfte ihr dann noch einen kleinen Wattestab geben, der mit Milch getränkt war. Aufgeregt saugte sie daran.

Viel Milch, aber wenig Gewicht

Marli bekam dann täglich ein paar Milliliter ohne Magensonde zu trinken. Das steigerte sich alle paar Tage. Immer ein bisschen mehr. Mein Baby trank fleißig und gut.

Unser Tochter nahm aber trotzdem nicht zu. Durch den künstlichen Ausgang war ihr Darm zu kurz, und die Milch, die sie über eine Magensonde bekam, war ein paar Minuten später in dem Beutel zu sehen, der über ihrem linken Darm klebte. Irgendwann würde sie verhungern! Ich war mir ganz sicher.

Das ließen die Ärzte natürlich nicht zu. Ein paar Tage später wurde sie künstlich ernährt. Es wurde auch ein Zugang gelegt – ein ZVK (Zentraler Venenkatheter), der in ihren Arm geschoben wurde und erst kurz vor ihrem Herzen aufhörte. Dadurch nahm sie gut zu.

Als Marli 28 Tage alt war, wog sie 1000 Gramm und an ihrem Inkubator hing ein rosa Luftballon mit der Aufschrift „Juhuu, schon 1000 Gramm!", mit dem Datum und einer kleinen Schnecke draufgemalt. Über solche Kleinigkeiten freute ich mich besonders.

Ihr rechter Darm musste in Bewegung bleiben. Damit er nicht austrocknete, wurde er mit dem Stuhl aus dem Beutel gespült. Sie sollte ja auch lernen, ihr großes Geschäft zu machen. Doch wenn ein bisschen reingespült wurde, drückte mein Baby alles wieder heraus. Immer beim Kuscheln war ich hinterher voll mit ihrem Aa. Oder ihr Inkubator musste komplett neu bezogen werden.

Eine andere Idee musste her: So kamen die Schwestern darauf, eine große Perfusorspritze für wehenhemmende Mittel zu nehmen, die normalerweise an Schwangere angeschlossen wurde. Mit dem entsprechend eingestellten Apparat konnte dann sichergestellt werden, dass alle paar Minuten ihr Stuhl in den Darm gepumpt wurde. Alles klappte super und die erste richtige Darmentleerung ließ nicht lange auf sich warten.

Jeden Tag war ich gespannt, ob sie zugenommen hatte. Auch wenn es nur zehn Gramm waren, freuten wir uns riesig darüber. Endlich ging es bergauf.

Aber Marli war immer noch nicht bei mir. Ich musste sie jeden Abend alleine lassen und mein Mamasein an der großen Tür zur Frühgeborenenstation abgeben.

Ich und die Anderen

Ich fühlte mich schrecklich, wollte nicht lachen. Ich wollte einfach meine Ruhe und traurig sein. Wenn mein Handy klingelte und es Verwandte oder Freunde waren, ging ich nicht ran. Immer wieder aufs Neue erzählen, wie der Tag war. Vielleicht auch erzählen, dass es ihr heute nicht gut ging. Das wollte ich nicht.

Einige Freunde und Verwandte meldeten sich auch gar nicht, aus Angst oder vielleicht weil sie nicht wussten, wie sie mit dieser Situation umgehen sollten. Aber natürlich war ich froh, wenn ich in Ruhe gelassen wurde.

Die Schwestern sagten, dass ich auch mal einen Tag Ruhe bräuchte und nicht kommen sollte, aber welche Mutter blieb schon zu Hause, wenn das Baby im Krankenhaus war? Das war das Einzige, das ich für sie tun konnte: Da sein!

Ich blieb natürlich nicht zu Hause. Ich fuhr jeden Morgen zu ihr und spät am Abend zurück. Meine Hebamme sagte, dass wir uns ab jetzt einmal in der Woche treffen könnten und sie würde dann gucken, ob es mir gutginge. Ich müsste ja auch an mich denken.

Aber das wollte und konnte ich nicht. Also meldete ich mich gar nicht mehr bei ihr, denn die Stunde, die ich bei ihr sein sollte, verlor ich bei meinem Baby. Alles, was zählte, war Marli: mein Baby ...

Bald stand Weihnachten vor der Tür. Ich liebte Weihnachten. Früher jedenfalls. Dieses Jahr hatte ich Angst davor. Angst vor den Feiertagen, an denen alle fröhlich und glücklich waren. Denn ich war nicht vollkommen. Ein Teil von mir lag im Krankenhaus.

Eine liebe Freundin aus unserem Dorf wurde verabschiedet. Sie würde umziehen und so gab es eine große Verabschiedungsfeier. Ich wollte da nicht hin. Alle wussten Bescheid, was passiert war. Was, wenn ich den vielen Fragen, dem Druck, fröhlich zu sein, nicht standhielte? Vielleicht würde ja auch geredet: „Die amüsiert sich hier, und ihr Baby liegt im Krankenhaus!“

Ich war da, fühlte mich aber fehl am Platz. Natürlich guckten alle. Lange blieben wir nicht. Ich wollte wieder für mich sein.

Meistens ließ ich meinen Mann im Krankenhaus anrufen. Ich hatte zu sehr Angst. Ich hätte es nicht ertragen können, wenn sie mir am Telefon gesagt hätten, dass es ihr schlecht ginge. Es war immer ein Auf und Ab. Einen Tag ging es ihr gut und den nächsten dann wieder nicht.

Wir kuschelten, so oft es ging. Meistens den ganzen Tag. Ich trank kaum was und aß auch nichts. Dafür gab es einen ganz einfachen Grund: Wenn ich aufs Klo musste, weil ich zu viel getrunken hatte, hätte ich ja mein Baby zurück in ihren Inkubator legen müssen, und man hätte sie mir womöglich nicht mehr wiedergegeben.

Sauerstoff-Alarm

Eines Tages klingelte ihre Sauerstoffsättigung ständig. Ich dachte mir nichts dabei. Vielleicht war sie ja nur ein bisschen aufgeregt und vergaß das Atmen. Wenn wir gleich kuscheln würden, würde sie sich schon wieder beruhigen.

Aber ich täuschte mich. Marli lag auf meinem Bauch. Ständig guckte ich mit dem kleinen Spiegel auf den Monitor, wir konnten gar nicht richtig entspannen. Immer wieder klingelte der Alarm für ihre Sauerstoffsättigung. Sofort guckte ich mit dem Spiegel nach. Normal war die Sättigung auf 99 oder 100 Prozent. Ihre fiel runter auf 50. Mein Baby war blau, bekam nicht genug Sauerstoff.

Die Schwester bekam das wieder gut in den Griff, indem sie mein Baby ins Bein kniff. Vor Schmerz weinte es und bekam durchs Schreien wieder mehr Luft. Die Sättigung stieg wieder an. Sie guckte sich das drei Mal mit an und brach dann unser Kuscheln ab. Die Kleine musste zurück in ihren Inkubator, in dem dann ein bisschen Sauerstoff für sie aufgedreht wurde. Und so hörte das Klingeln auf. Ich durfte nur ganz leicht meine Hand auf sie legen. Ich fragte sie, was los sei. Die Schwester gab mir keine Antwort, und ich war ratlos.

Sie hatte nach zwei Wochen selbstständig geatmet. Wir hatten nie Probleme mit dem Atmen gehabt, und plötzlich bekam sie keine Luft mehr. Irgendwas war nicht in Ordnung. Mit schlechtem Gefühl fuhr ich nach Hause.

Am Telefon erklärten sie meinem Mann, dass sich ihr Zustand nicht gebessert hätte und trotz des erhöhten Sauerstoffs der Alarm immer noch ganz oft anspringen würde.

Gefahr durch eine Infektion

Am nächsten Morgen riefen wir nicht an. Wir fuhren gleich zu ihr. Ich wollte so schnell wie möglich bei ihr sein. Ich weinte schon, als ich sah, dass ihr Zimmer voller Ärzte war und wir nicht zu ihr durften. Sie erklärten uns dann, dass sie einen Infekt hätte. Sie wüssten aber nicht, was für Viren es seien, da die Laborwerte noch nicht da wären. Somit wurden ihr auf gut Glück Antibiotika gegeben in der Hoffnung, dass es besser würde.

Ich war sauer! Wieso waren wir nicht angerufen worden?! Es hieß doch, wenn es ihr schlecht gehen sollte, würden wir angerufen. Als Antwort kam: „Sie kommen doch eh jeden Tag."

Die nächsten Tage waren wieder kritisch. Sie hatte die Infektion durch ihren Zugang für die künstliche Nahrung bekommen. Er lag schon zu lange und musste gezogen – und auf der anderen Seite neu gelegt werden. Wir mussten dabei draußen warten. Sie schrie so laut, dass ich sie am Ende des Flures, wo wir warteten, hören konnte. Am liebsten wäre ich zu ihr gerannt, hätte ihre Schmerzen auf mich genommen. Leider ging das nicht.

Aber auch den Infekt meisterte mein Baby letzten Endes. Es ging ihr bald besser, wir durften dann auch endlich wieder kuscheln.

Leider mussten wir uns auch viel dummes Zeug von außerhalb anhören, wie zum Beispiel, als sie viel zugenommen hatte, wurde doch tatsächlich gewitzelt, ob sie noch nicht gekackt hätte. (Darüber macht man keine Witze. Wir waren froh über jedes Gramm Babykacke. Es war ja ein darmkrankes Kind.) Oder: „Ach, so schlimm ist es doch gar nicht!" (Leute, die solche Aussagen von sich geben, haben einfach keine Ahnung.)

Das „Beste" war aber: „Ich schenke ihr erst was, wenn sie zu Hause ist, nicht dass sie es doch nicht schafft!" (Wie kann man so etwas überhaupt Eltern sagen, die sowieso jeden Tag hoffen und bangen, dass ihr Kind überlebt? Das ist für mich unbegreiflich.)

Ach ja, da wäre noch etwas: Ich wäre auch schuld daran, dass sie den Infekt bekommen hätte, weil ich sie nicht gestillt hätte. (Ich hätte gerne gestillt, aber durch den ganzen Stress und Kummer blieb meine Milch aus.) – Solche Aussagen waren einfach nur verletzend!

Vor Weihnachten sollte ihr Darmausgang zurückverlegt werden. Ich hatte mir das alles so toll ausgemalt, dass wir Anfang des Jahres nach Hause kämen, da fast alle, die mit uns auf Station waren, bald nach Hause durften. Auf der Station waren wir am ältesten, wogen aber am wenigsten.

Unser Glück hielt jedoch nicht lange an. Sie fühlte sich offenbar schlapp. Bewegte sich kaum, was ganz untypisch für sie war. Vorher war sie immer halb durch den Inkubator gerobbt. Ihr Knochenmark bildete zu wenig rote Blutkörperchen. Sie bekam deswegen eine Bluttransfusion. Danach ging es ihr wieder besser.

Wegen des Personalmangels im anderen Krankenhaus während der Feiertage wurde ihre OP auf nächstes Jahr verschoben. Ich war enttäuscht. Konnte es kaum abwarten, bis der Darm endlich zurückverlegt wurde, denn mittlerweile guckte er schon ganze sieben Zentimeter aus ihren Bauch heraus.

Auch die Seite, an der der Beutel klebte, war schon sehr entzündet, und die Platte klebte nicht mehr richtig am Körper. Ständig ging sie ab, und ihr Inkubator oder auch ich waren oft voller Stuhl.

Es gab aber auch lustige Situationen. Das mit dem Stuhlumschichten klappte mittlerweile ganz gut, und sie machte regelmäßig ihr großes Geschäft. Oft kam es vor, dass beim Windelwechsel der Darminhalt in hohem Bogen auf dem Kittel der Schwester landete. Dann konnte auch ich seit Langem mal wieder richtig herzhaft lachen.

Zu Weihnachten im Krankenhaus

Weihnachten rückte näher. Ich beschloss, die Feiertage wie jeden anderen Tag zu sehen. Wir hatten keinen Baum, keinen Adventskranz oder sonst irgendeine Dekoration. Ich wollte nicht fröhlich sein.

Dann war es so weit. Überall schöne Lichter, freundliche Leute und wir ... fuhren wie jeden Tag ins Krankenhaus. Es war vom Gefühl her ok, ich hatte mich damit abgefunden, dass unser Weihnachten hier im Krankenhaus stattfinden würde.

Die Frühchenstation war schön geschmückt und auf Marlis Inkubator lag ein roter Umschlag mit goldenen Sternen drauf. Es war eine Weihnachtskarte mit Bild von unserem kleinen Baby ohne Magensonde. Auch die Schläuche sah man nicht, denn sie war als Rentier verkleidet. Zuckersüß sah sie mit den kleinen Hörnern aus.

Nach den Feiertagen bekamen wir ein offenes Bett. Weg vom Inkubator, weg von den schrecklichen Erinnerungen, die wir mit diesem Gerät verbanden.

Anfang des Jahres wog unser Baby 1990 Gramm und war schon 41 Zentimeter groß. Der zweite Ballon, den es bei 2000 Gramm gab, ließ nicht lange auf sich warten und auch das Ziel, dass sie schwer genug für die OP war, erreichten wir somit.

Dann stand der Termin für die zweite OP. Der Darm würde zurückverlegt werden. Einerseits hatte ich Angst davor, aber ich freute mich auch darauf. Denn dann würde es nicht mehr allzu lange dauern, bis wir nach Hause durften.

Die zweite Operation

Mitte Januar war es so weit. Wir wurden wieder in das Krankenhaus verlegt, in dem sie auch schon das erste Mal operiert worden war. Ich kannte ja schon alles; es würde wieder ewig dauern, bis die Ärzte mit der Aufnahme fertig werden würden. Ich musste wieder warten. Aber mittlerweile war ich daran gewöhnt zu warten, denn das war es, was ich in den letzten Wochen am meisten getan hatte.

Gegen Abend kam der Chirurg, der sie am nächsten Tag operieren würde, zum Gespräch. Es war der gleiche wie beim ersten Mal. Ich war froh, dass er sehen konnte, wie gut alles gegangen war, denn er war ja damals nicht so guter Dinge gewesen. Er kam rein. Kein „Hallo“, kein Händeschütteln. Das Erste, was er sagte, war: „Na, dass die das geschafft hat, ist ja auch ein Wunder!“ – Hätte er sich nicht freuen können, dass sie alles so super gemeistert hatte? Blödmann, der! – Danach erklärte er mir den Ablauf der OP.

Es kam aber noch ein anderer Chirurg, der ebenfalls bei der Operation dabei sein würde. Er war total lieb und einfühlsam. Er erzählte mir, dass diese Rückverlegung für sie eine Routineoperation wäre und ich mir keine Gedanken machen müsste. Sie machten den Bauch einfach zu. Mein Baby würde sein großes Geschäft müssen, und schon dürften wir nach Hause. Das hörte sich schon besser an!

Später verabschiedete ich mich noch von meinem Baby. Ich küsste sie und flüsterte ihr ins Ohr, dass ich früh am nächsten Tag wiederkäme, bevor sie operiert würde, damit wir noch ein bisschen kuscheln könnten.

Natürlich wollte ich mich auch am nächsten Morgen verabschieden. Um neun Uhr sollte die OP sein, die Schwestern sagten, dass es vollkommen reichen würde, wenn ich eine Stunde vorher da wäre. Doch als ich zwei Stunden vor OP-Beginn klingelte, versuchte mir eine Schwester an der Gegensprechanlage zu erklären, dass sie schon länger weg sei. Kalt lief es mir den Rücken runter. Ich hatte mich nicht mehr verabschieden können. Tränen traten in meine Augen.

Es dauerte ein bisschen, bis ich mich wieder beruhigt hatte. Ich musste ausharren. Vor der Frühchenstation im Wartebereich.

Stunden später hörte ich den Fahrstuhl klingeln und instinktiv wusste ich, dass sie es war. Ich sprang sofort auf, um zu gucken, ich erkannte sie sofort. Sie atmete selbstständig und hatte sogar schon ihre Augen auf.

Ich durfte sie kurz streicheln, dann wurde sie auf die Station geschoben. Eigentlich recht schnell durfte ich zu ihr, sie zeigten mir gleich ihren Bauch. Es sah gut aus, endlich war er nicht mehr offen. Es hieß, sechs Stunden nach der Operation dürfte sie langsam wieder anfangen, Nahrung zu sich zu nehmen. Anfangs nur ein bisschen Tee.

Alles dreht sich um die Verdauung

Die Stunden waren um. Da keiner irgendwelche Anstalten machte, ihr etwas zu geben, fragte ich nach. Da wurde mir unfreundlich erklärt, dass sie erst ihr großes Geschäft verrichten müsste, bevor es Nahrung gäbe. Wie sollte das denn überhaupt gehen, sie bekam ja nichts, was sie hätte ausscheiden können? Da sie künstlich ernährt wurde, sahen die Ärzte kein Problem darin, ihr nichts zu geben.

Es zerriss mir immer wieder aufs Neue mein Herz, sie hungern zu lassen. Sie schrie jeden Tag richtig laut nach Essen. Dann, nach einer Woche, das lang ersehnte Verdauungsergebnis! Alle waren begeistert, sie durfte essen. Erst ein bisschen, um zu gucken, ob sie das Essen bei sich behielt und ob Magen und Darm es weiterverarbeiten konnten.

Um das zu sehen, hatte sie eine Magensonde, an der nur rückläufig außen ein Beutel hing. Wie das genau funktionierte, wusste ich nicht, aber mir war klar: Wenn der Beutel sich füllte, war noch genug Essen im Magen. Dann bekam sie bei der nächsten Mahlzeit weniger. Alles klappte gut, ich war überglücklich.

Am nächsten Morgen klingelte ich wie immer an der Stationstür. Ich wurde reingebeten und stand in unserem Zimmer. Sie war aber nicht in ihrem Bettchen. Ich guckte panisch in die anderen Betten, aber mein Kind war nicht dabei. Ich dachte gleich an das Schlimmste. Gestern war es ihr doch aber noch gut gegangen, das konnte nicht sein!

Nach gefühlten Stunden kam eine Schwester. Sie sah wohl die Panik in meinen Augen und sagte dann, dass sie mein Baby eine Station unter unsere verlegt hatten, auf eine „Chirurgische Kinderstation".

Wieso wurde das nicht gleich gesagt, wussten die eigentlich, was ich mir für Sorgen zusätzlich machte, weil mein Kind nicht an seinem gewohnten Platz stand? Naja egal, also ab – eine Etage tiefer.

Auf der Kinderstation

Auf dieser Kinderstation kannte niemand mein Baby. Die Schwester telefonierte kurz und schickte mich auf eine andere Station. Mit dem Fahrstuhl sollte ich ganz nach unten und mich dann links halten. Aber auch da war mein Baby nicht. Ich war sauer und ungeduldig. Ich wollte jetzt endlich zu Marli.

Ich irrte im Krankenhaus umher. Dann ging ich zurück zur Frühchenstation und forderte, dass mich jemand sofort zu meinem Baby bringen sollte. Eine Praktikantin begleitete mich zu meinem Baby. Das war an einem völlig anderen Ort, als mir beschrieben worden war. Aber da lag sie nun wirklich. Glücklich und zufrieden strampelte sie mit Armen und Beinen. Ich war erleichtert, dass es Marli gut ging.

Morgens wurde von den Ärzten beschlossen, dass sie jetzt stark mit der Mahlzeitmenge gesteigert werden dürfte. Die neue Schwester bereitete gleich etwas zu. Es wurde ihr routinemäßig Blut abgenommen, weil sie die Station gewechselt hatte.

Plötzlich hustete mein Baby und kurz darauf füllte sich der Beutel, der mit der Magensonde verbunden war, mit Blut. Mit Marlis Blut!

Ich bekam Panik. Wo kam das Blut her? Von ihrer Narbe, war da vielleicht was gerissen, oder von ihrem Magen? Wir wussten es nicht. Natürlich durfte sie dann wieder einmal nicht essen.

Der Tag zog sich auf der Station hin und keiner wusste so recht, was zu tun wäre. Wir sollten noch einen Zettel unterschreiben, dass sie unserem Baby ein bestimmtes Medikament geben dürften, welches aber bei so kleinen Babys noch nicht getestet war.

Marli kam zurück auf die Frühchenstation. Da wurden einige Ultraschalluntersuchungen gemacht. Nach langem Warten kam die Entwarnung, es war „nur" die Magensonde. Sie hatte zu lange auf derselben Stelle gelegen, und dadurch war diese ein bisschen wund geworden. Die Sonde wurde dann erneuert, und alles war wieder gut.

Da wir aber wieder die Station gewechselt hatten, wurde ihr nochmal Blut abgenommen. Ich war entsetzt, ihr Blut hatte sich bestimmt nicht geändert. Ihre armen kleinen Hände und Beine, sogar der Kopf waren schon voller Narben vom vielen Blutabnehmen.

Wir mussten nun wieder auf das große Geschäft warten. Ich fand es nicht fair, ihr wieder so lange nichts zu geben, bis sie Aa machte. Sie hatte doch schon bewiesen, dass es gut funktionierte. Diesmal dauerte es vier Tage.

Dann sind wir wieder auf die „Kinderstation" gekommen. Wir waren, wie zuvor auch schon, auf dieser Station die Kleinsten. Ich glaubte, dass nicht so oft so kleine Babys auf dieser Station lagen.

Wir kamen in das hinterste Zimmer. Mir kam es so vor, als ob die Schwestern nicht so besonders Lust hatten, nach uns zu schauen. Ich fühlte mich da verloren und mein Baby nicht gut aufgehoben. Und wir waren mit diesem Gefühl den ganzen Tag alleine.

Egal, ob mein Baby schrie, es kam keiner, um zu gucken, was sie hatte, auch wenn ich nicht da war. Man hörte das Schreien nicht auf dem Flur, sondern erst wenn die große schwere Tür von unserem Zimmer aufging.

Die Entlassung

Da mein Baby wieder normal essen durfte, wurde der Zugang für die künstliche Nahrung bald gezogen, und es dauerte nicht lange, bis wir wieder in unser altes Krankenhaus verlegt wurden. Wir wurden auch schon freudig erwartet. Alle waren begeistert und froh, dass alles so gut geklappt hatte.

Sie wurde da zum ersten Mal gebadet. Ich durfte mit ihr draußen spazieren gehen, sie aus dem Bettchen nehmen, sie umhertragen – wie ich wollte. Da sie keine Schläuche mehr hatte, war alles so einfach. Drei Tage waren wir noch da.

Dann kam der lang ersehnte Tag der Entlassung. Ich war der glücklichste Mensch der Welt. Alles hatte sich am Anfang so aussichtslos angefühlt. Und nun sollte es so weit sein. Ich träumte nicht.

Es war Anfang Februar. Sie wog stolze 2990 Gramm. Wir hatten es geschafft, unser dreimonatiger Albtraum war zu Ende. Wir hatten überlebt, sie hatte überlebt.

Sie war so stark. Ich hätte nie gedacht, dass so ein kleines Wesen überhaupt Überlebenschancen hat. Was sie durchmachen musste, hätte wohl kein Erwachsener überstanden.

Der Autositz war noch viel zu groß für sie. Wir stopften alles mit Tüchern aus, damit sie nicht hin- und herrutschte. Und so begann unsere Fahrt ins Glück.

Marlis Geburt und der Krankenhausaufenthalt waren das Schlimmste, was mir je passiert war. Die Angst und die Verzweiflung, die ich spürte, waren unbeschreiblich. Ich war so machtlos, ich konnte nichts tun, außer da sein.

Auch wenn manche Situation aussichtslos erschien, wurde mir klar: Die Kleinsten sind die Stärksten. Das hat mir meine Kleine jeden Tag aufs Neue gezeigt, meine kleine Kämpferin!

Mittlerweile ist mein 670-Gramm-Baby zwei Jahre alt, sie ist vollkommen gesund. Wir sind so stolz auf sie. Alles, was uns an diese schlimme Zeit noch erinnert, sind ihre großen Narben auf dem Bauch. Aber sie zeigen uns auch, wie stark sie ist. Ich lasse Marli nie mehr allein. Sie ist mein Ein und Alles!

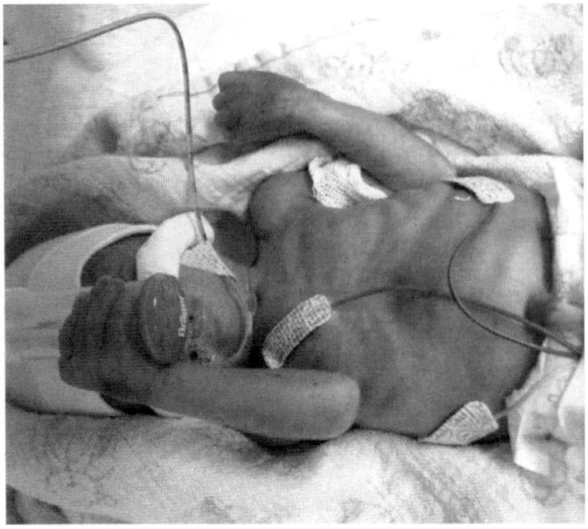

Marlis erstes Foto am 2. November 2012.
Sie ist erst seit einer Stunde auf der Welt.

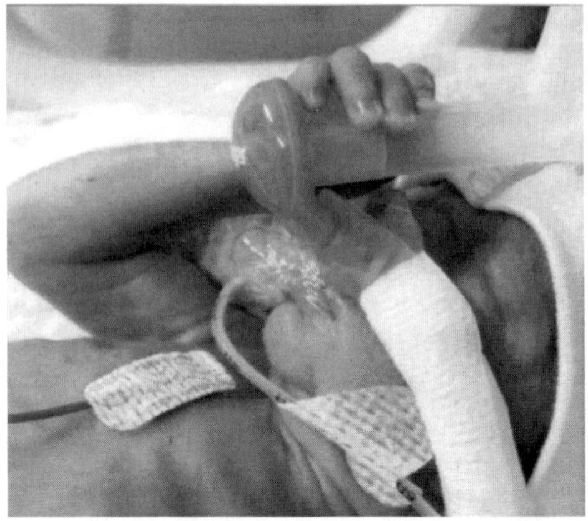

Dieses Foto bekam ich mit auf mein Zimmer.

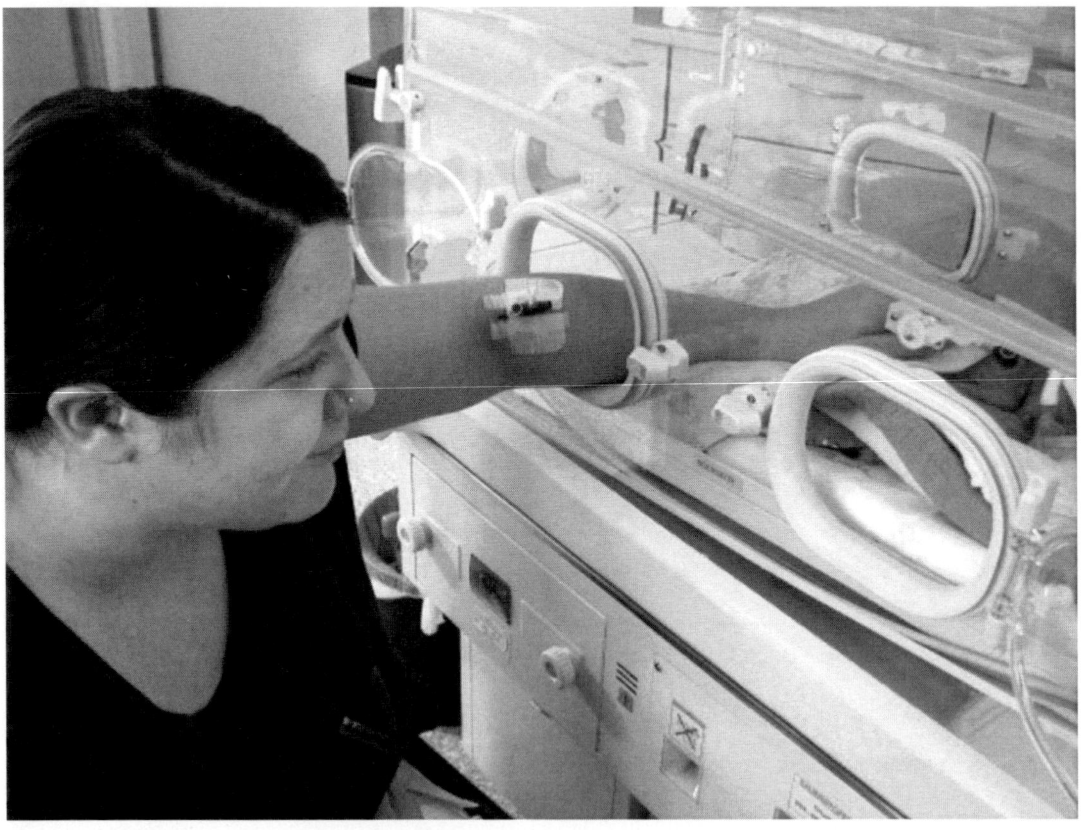

Unsere erste Begegnung am 3. November 2012.

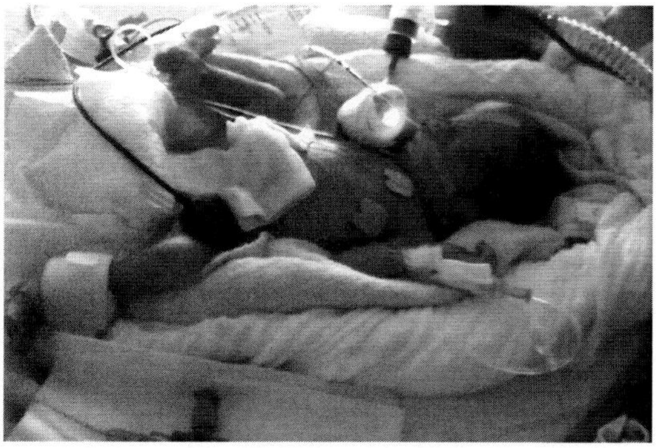

Marli nach ihrer Darm-OP.

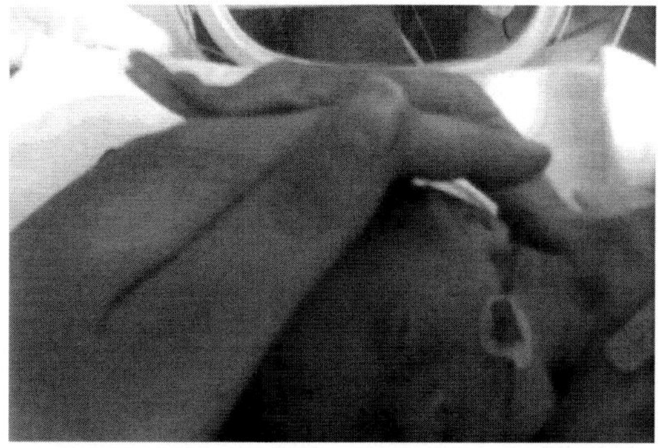

Ohne Worte - einfach viel zu klein.

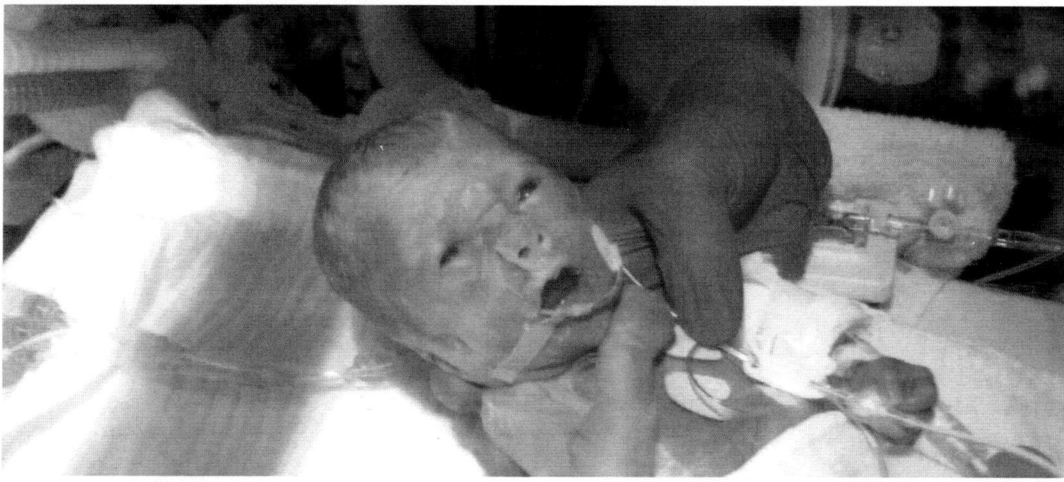

Das erste Mal Atmen ohne Atemhilfe.

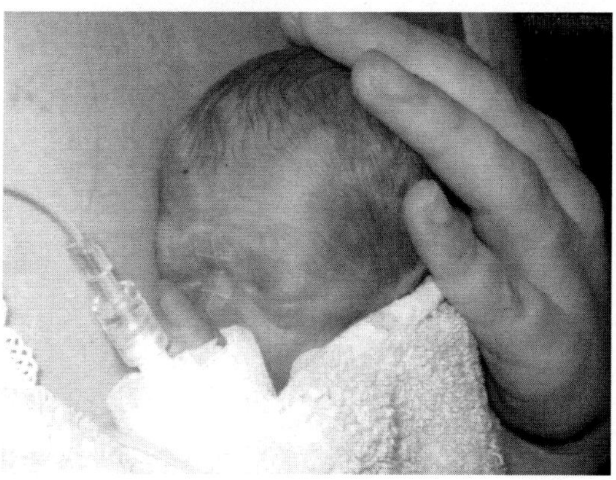

Kuscheln bei Mama - zum ersten Mal.

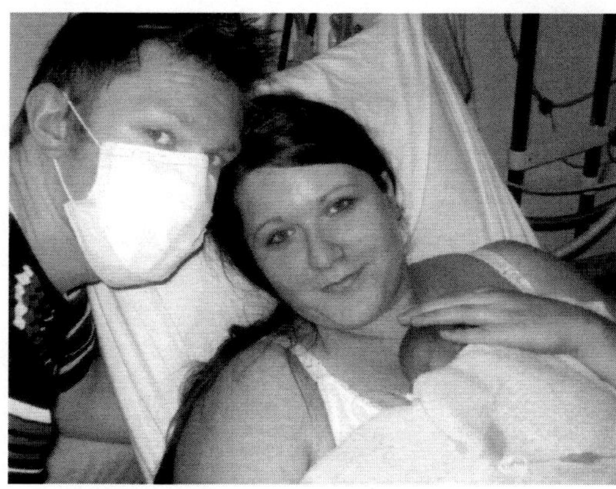

Papa mit Mundschutz, obwohl er nur ein leichtes Kratzen im Hals hatte.

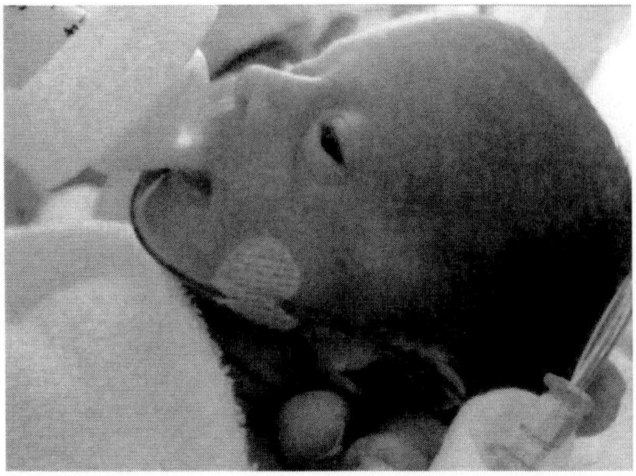

Erste Trinkversuche am 17. November 2012.

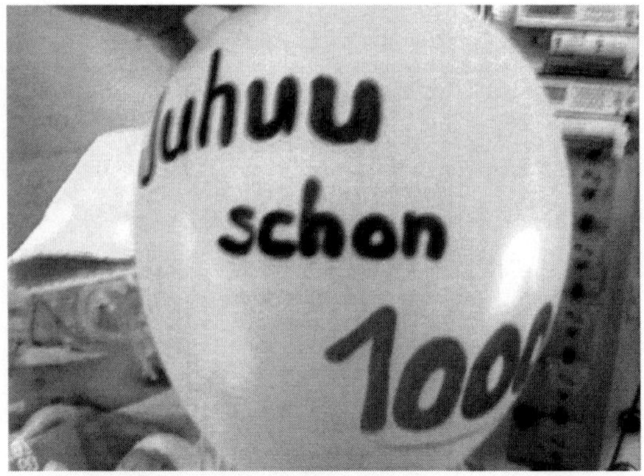

„Juhuu, schon 1000 Gramm!“

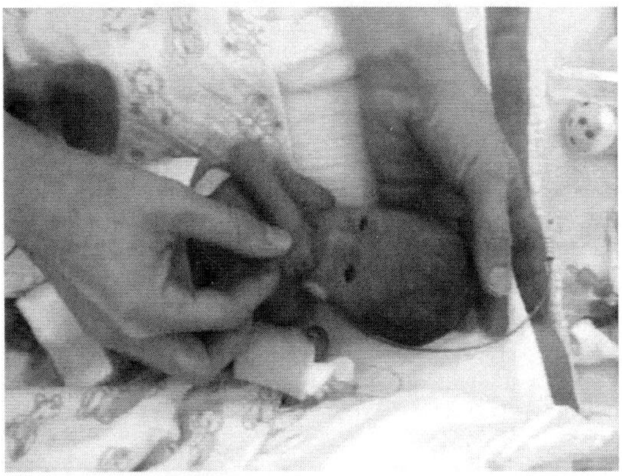

Marlis Krankengymnastik.

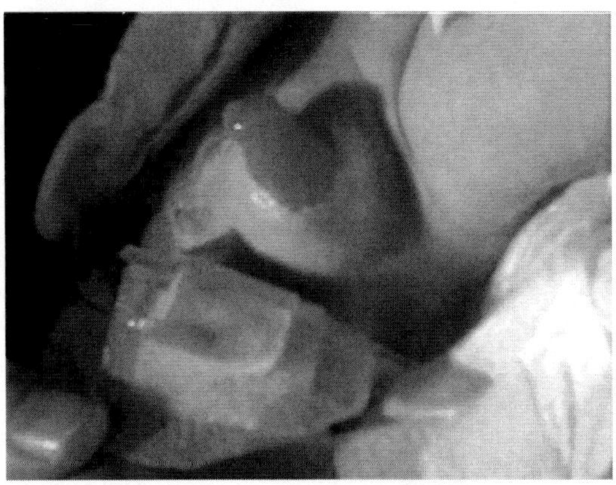

Marlis Darm drückt von innen gegen die Bauchdecke. Er wölbt sie zu einer großen Beule.

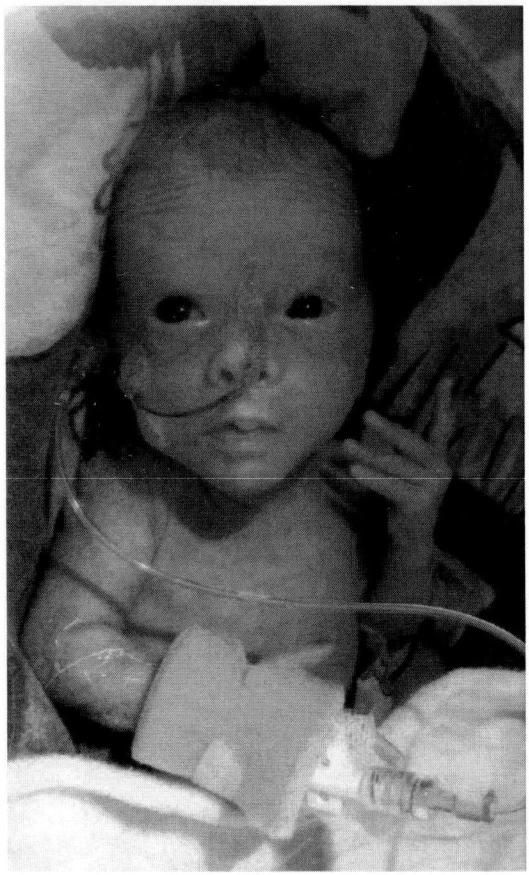

2. Dezember 2012: Marli in ihrem Nestchen. Sie wiegt 1010 Gramm und ist 34,5 cm lang.

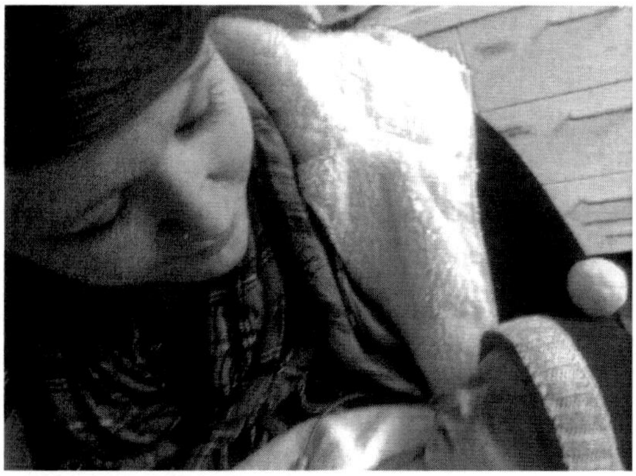

Marli am 6. Dez. 2012 mit süßer Nikolausmütze.

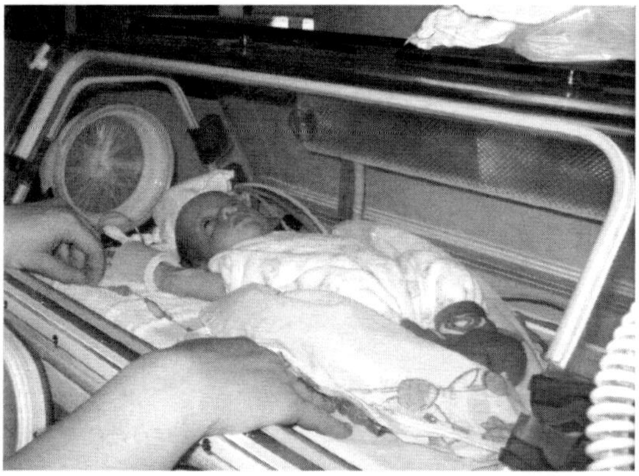

Marli im Transportinkubator am 14. Januar 2013 kurz vor ihrer zweiten OP.

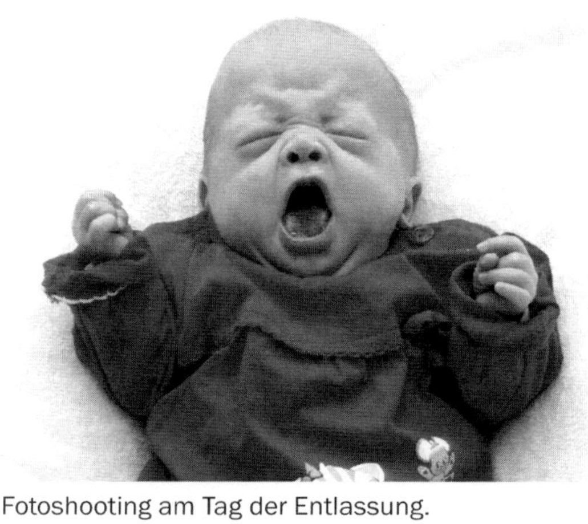

Fotoshooting am Tag der Entlassung.

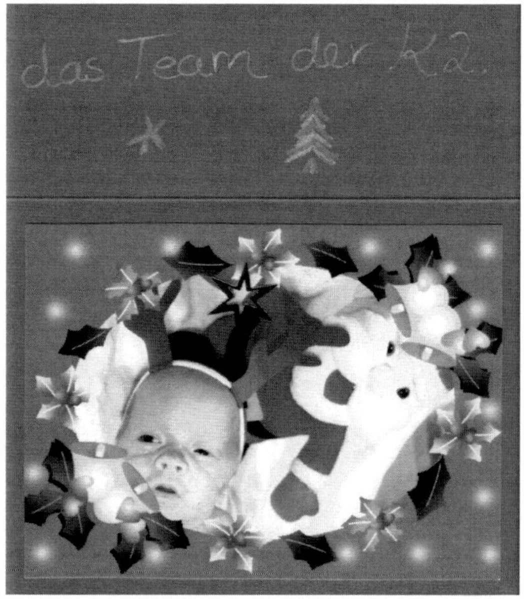

Marlis erste Weihnachtskarte an uns.

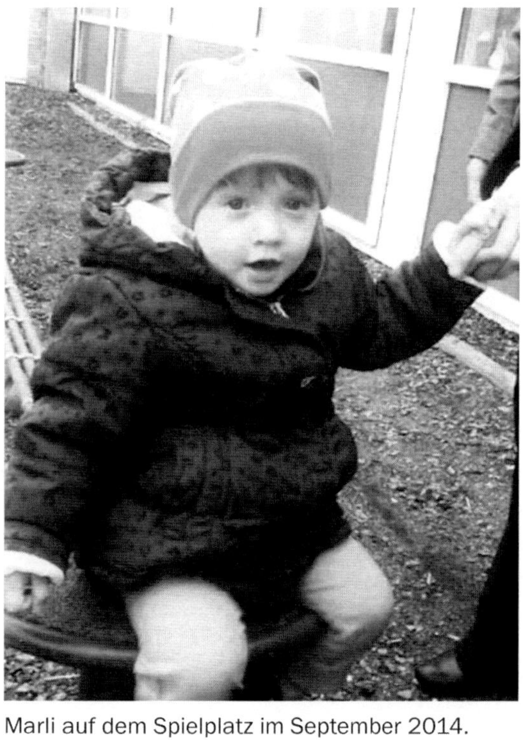

Marli auf dem Spielplatz im September 2014.

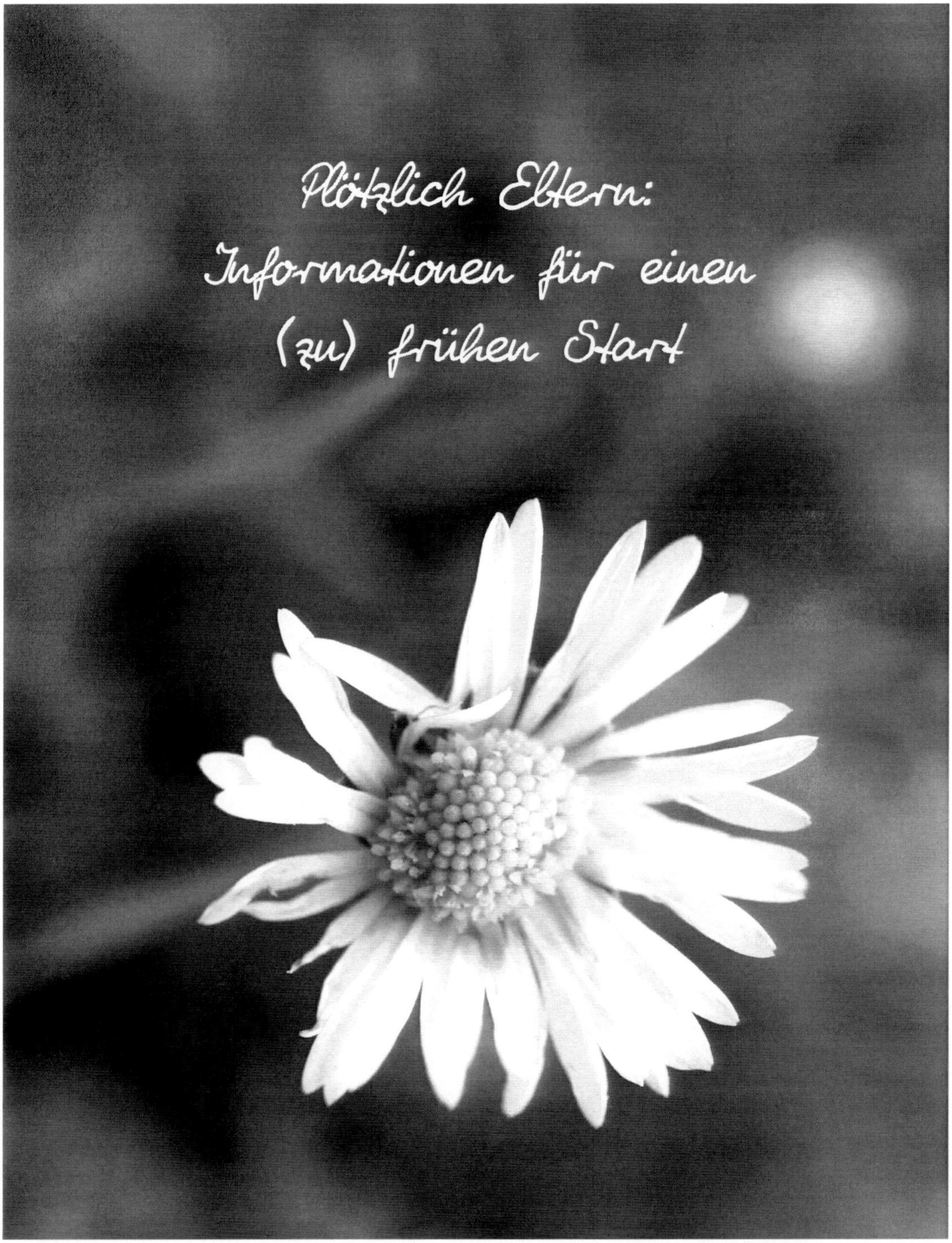
Plötzlich Eltern:
Informationen für einen
(zu) frühen Start

Dein Baby wird wahrscheinlich schon da und zu früh geboren sein. Zur Geburt gratuliere ich herzlich! Die Zeit wird vermutlich recht schwer für euch. Aber glaubt an euren kleinen Schatz!

Da du ganz sicher andere Pläne im Kopf hattest, werde ich hier noch ein bisschen über einige Aspekte einer zu frühen Geburt und der ersten Zeit mit dem frühgeborenen Baby erzählen.

Grundlegendes zur Frühgeburt

50.000 der ca. 800.000 jährlich in Deutschland geborenen Babys kommen zu früh zur Welt. 8.000 davon sind Extremfrühchen.

Als „Frühchen" bezeichnet man ein Baby dann, wenn es vor der Vollendung der 37. Schwangerschaftswoche geboren wird. Eine normale Schwangerschaft dauert rund 40 Wochen. Die Babys, die vor der 28. Schwangerschaftswoche geboren werden, nennt man Extrem-Frühchen.

Frühgeborene wiegen in der Regel weniger als 2.500 Gramm. Extremfrühchen wiegen in der Regel unter 1.500 Gramm. Eines der bislang kleinsten Babys kam 2006 in der 22. Schwangerschaftswoche zur Welt, wog nur 280 Gramm und war 24 Zentimeter klein.

In den meisten Fällen ist die genaue Ursache einer Frühgeburt nicht herauszufinden. Es gibt aber Risikofaktoren (keine Ursachen), die oft im Zusammenhang mit Frühgeburten beobachtet werden können. Unter anderem sind das:

- Mehrlingsschwangerschaften, die eventuell auch durch künstliche Befruchtung entstanden sind, bedeuten eine höhere Belastung für die Gebärmutter.
- Häufige Infektionen (z.B. Scheidenpilz) oder eine „Muttermundschwäche" können eine Frühgeburt auslösen.
- Bei einer Plazenta-Insuffizienz ist es so, dass die Plazenta frühzeitig ihre Funktion einschränkt („altert") und das Baby dadurch nicht richtig versorgt wird. Der Grund dafür kann genetisch, anatomisch, umwelt- oder auch infektbedingt sein, bleibt aber letztlich meistens unklar.
- Bei einer Anämie (Eisenmangel), auch Blutarmut genannt, kann es zu einer Unterversorgung des Kindes kommen. In der Schwangerschaft baut der Körper 30 bis 40 Prozent mehr Blut auf und der Bedarf an Eisen steigt. Wenn der Darm der Mutter gut für den Stoffaustausch sorgt, gelingt das wie von selbst.
- Bei einer Gestose („Schwangerschaftsvergiftung") hat man Bluthochdruck und scheidet im Urin vermehrt Eiweiß aus. Eine Gestose tritt frühestens in der 20. Schwangerschaftswoche ein, meistens aber erst im letzten Drittel einer Schwangerschaft. Regelmäßige Messungen des Blutdrucks können helfen, frühzeitig die Symptome zu erkennen.
- Das HELLP-Syndrom ist eine schwerwiegende Erkrankung in der Schwangerschaft. Die Abkürzung steht für **H**aemolysis (= hämolytische Anämie, Blutzerfall) – **E**levated **L**iver enzyme levels (= erhöhte Leberwerte) – **L**ow **P**latelet count (= Verminderung der Thrombozyten, nachlassende Blutgerinnung). Über 90% der davon Betroffenen berichten von starken Oberbauchschmerzen, die hauptsächlich unter dem rechten Rippenbogen auftreten (wo die Leber sitzt), manchmal auch in der Nierengegend oder im gesamten Rückenbereich. Häufig kommt es darüber hinaus zu Übelkeit und Erbrechen oder Durchfall. Oft denkt man an eine Magen-Darm-Grippe. Durch die Entbindung wird auch der Verlauf des HELLP-Syndroms nicht unterbrochen. Die Symptome bleiben in der Regel noch drei bis vier Tage nach der Geburt bestehen.
- Ein vorzeitiger Blasensprung kann Wehen auslösen und somit zu einer Frühgeburt führen.
- Psychologische Auslöser gibt es ebenfalls, wie z.B. Stress im Beruf (wenn du vielleicht trotz Schwangerschaft mehr arbeiten sollst), Überforderung durch Familie und/oder Haushalt. Konflikte mit dem Partner oder finanzielle Probleme gehören auch dazu.

Wenn genügend Zeit ist und man weiß, dass es zu einer Frühgeburt kommen wird, bekommt die Mutter eine sogenannte Lungenreifungsspritze (ein Cortisonpräparat) verabreicht. So soll die Ausreifung der Lunge des Babys gefördert werden, damit es nach der Geburt nicht oder zumindest weniger in Atemnot gerät.

Wirklich vorbeugen kann man einer Frühgeburt nicht. Oft wird bei einer routinemäßigen Kontrolle festgestellt, dass sich eine Frühgeburt anbahnen könnte. Genauso häufig merkt eine Frau durch dauerhaftes Ziehen oder Blutungen, dass etwas Derartiges passiert. Der gute Kontakt zu einer Hebamme oder einem Arzt können dann sinnvoll sein, um gegebenenfalls eingreifen zu können.

Vorzeitige Wehen können manchmal mit wehenhemmenden Medikamenten (Tokolyse) und Bettruhe unterdrückt werden. So gewinnt man zumindest Zeit für die Lungenreifebehandlung.

Die Frühgeburt und die Zeit danach

Das richtige Krankenhaus wählen

Wenn absehbar ist, dass dein Kind deutlich zu früh geboren wird, sollte die Geburt in einem Krankenhaus stattfinden, in dem sich im Haus oder nebenan eine Frühgeborenenstation befindet.

Es ist vorteilhaft für dein Baby, wenn Geburtshelfer und Kinderärzte gut kooperieren. Das Kleine wird sofort von Kinderkrankenschwestern und Kinderärzten in Empfang genommen, um es dann bestmöglich versorgen zu können.

Das erspart dem Frühchen einen stressigen Transport in ein anderes Krankenhaus mit entsprechender Station.

Die spontane Geburt

Eine natürliche, verletzungsfreie Geburt ist in der Regel das Beste für Mutter und Kind. Da diese bei (extremen) Frühgeburten jedoch eher selten ist, möchte ich im Folgenden auf die operative Alternative, den „Kaiserschnitt", eingehen.

Der Kaiserschnitt

Bei einem Kaiserschnitt wird das Baby nicht vaginal geboren, sondern wird in einer Operation aus dem Bauch der Mama geholt. Der Fachbegriff lautet „Sectio".

Zur Vorbereitung auf den Eingriff wird in den meisten Fällen eine Teilnarkose verwendet. Dabei wird ein Betäubungsmittel in den Rücken gespritzt, was meiner Meinung nach sehr weh tut. Du erhältst entweder eine PDA (Periduralanästhesie) oder eine SPA (Spinalanästhesie), beides sind rückenmarksnahe Anästhesien. Dabei werden dein Unterleib und deine Beine betäubt. Erst wird es ganz langsam an deinem Po warm; dieses warme Gefühl wandert dann allmählich deine Beine herunter, bis du deinen Unterleib schließlich nicht mehr spürst. Damit eine gefüllte Harnblase nicht „im Weg" ist und verletzt werden kann, erhältst du einen Katheter.

In besonderen Notfällen kann es sein, dass man eine Vollnarkose erhält. Bei mir war es so, dass ich ein „geplanter Notfall" war und nur eine Teilnarkose bekommen habe.

Sobald die Betäubung eingesetzt hat, werden hinter dem Sichtschutz mehrere Schnitte durch alle Gewebeanteile gesetzt, der erste erfolgt weit unterhalb, um so den unteren Teil der Gebärmutter frei zu machen. Anschließend wird ein horizontaler Schnitt durch den Uterus gemacht, sodass die Fruchtblase hervortritt, die dann geöffnet wird, damit das Fruchtwasser abgesaugt werden kann.

In den Anfängen der Sectio war der Schnitt meist vertikal. Heutzutage hat sich die horizontale Variante bewährt. Weil der Schnitt an der Schamhaargrenze liegt, ist die Narbe in der Regel nicht zu sehen, wenn ein Slip getragen wird. Der horizontale Schnitt senkt die Wahrscheinlichkeit, dass bei einer weiteren Schwangerschaft die Narbe wieder aufreißt.

Es werden heutzutage meistens nicht alle Gewebeschichten aufgeschnitten, sondern auch durch Dehnen und Reißen eröffnet.

Wenn das Fruchtwasser abgesaugt ist, wird das Baby mit einer Hand durch die kleine Öffnung geholt, gleichzeitig wird auf den oberen Teil der Gebärmutter gedrückt, sodass das Baby nach unten rutscht und quasi herausgeschoben wird. Dann wird das Baby kurz abgesaugt, abgenabelt und zur Versorgung weggebracht.

Anschließend wird die Plazenta durch die Bauchöffnung herausgeholt. Manchmal wird der Muttermund noch etwas aufgedehnt, damit der Wochenfluss besser ablaufen kann.

Der Schnitt in der Gebärmutter wird mit selbstauflösenden Fäden zugenäht. Erst zum Schluss wird die Bauchdecke wieder verschlossen. Auch hierfür werden meist selbstauflösende Fäden verwendet.

Die OP dauert bis zur Entwicklung des Kindes höchstens 15 Minuten.

Wenn dein Partner dabei sein darf, schätze dich glücklich, dass du nicht alleine bist. Bei Frühchen stellt sich nämlich die Frage, wie riskant der Eingriff ist, und damit, ob der Partner anwesend sein darf.

Nach dem Kaiserschnitt

Für die Ärzte ist der Kaiserschnitt Routine, aber für dich bleibt es trotzdem eine große Bauchoperation, die nicht zu unterschätzen ist. Du kannst dich danach ja nicht wirklich ausruhen, obwohl du es eigentlich tun solltest.

Aber welche Mama lässt ihr Baby schon gerne alleine? Du willst bestimmt täglich bei deinem Baby sein. Das strengt an und hilft nicht unbedingt bei der Heilung deiner Narbe. Aber was nimmt man nicht alles in Kauf für sein Baby ...

Das erste Mal nach dem Kaiserschnitt aufzustehen wird schwierig, alles tut einem weh. Lass dich am besten mit einem Rollstuhl zu deinem Baby fahren. Du wirst Wundschmerzen haben, dagegen wirst du von den Schwestern auf der Geburtsstation Schmerztabletten bekommen. Meistens wird darauf geachtet, dass das Medikament deinem Baby nicht schadet, und du darfst, wenn du kannst, ohne Sorgen dein Baby stillen.

Der Wochenfluss wird nicht so stark sein wie bei einer normalen Geburt. Das Meiste wird schon im OP-Saal abgesaugt. Deine nächste Geburt muss nicht unbedingt wieder ein Kaiserschnitt werden.

Halte jetzt noch ein bisschen durch, bald darfst auch du zu deinem Baby. Tröste dich in der Zeit mit Bildern von deinem Baby.

Atemunterstützung für das Baby

Bedingt durch die Unreife des Atem-/Kreislaufzentrums kommt es bei Frühgeborenen gehäuft zu Apnoen (Atemaussetzern) und zu Bradykardien (Absinken der Herzfrequenz), die durch eine „Atemhilfe" behandelt werden können.

Dabei gibt es grundsätzlich zwei Formen: Eine maschinelle Beatmung, die nicht darauf angewiesen ist, dass das Baby „mitatmet", und eine Atemhilfe, wenn das Baby selbst atmet. Bei der maschinellen Beatmung wird ein Tubus verwendet, der in die Luftröhre gelegt wird und durch den die Sauerstoffversorgung erfolgt. Bei einem CPAP (**C**ontinuous **P**ositive **A**irway **P**ressure) wird durch eine Maske oder aber durch einen Tubus, der durch die Nase in den Rachen gelegt wird, ständig Luft mit leicht erhöhtem Druck zugeführt. Das hält die Lungenbläschen offen.

Muttermilch und Stillen

Muttermilch ist für die Kleinsten das Beste, auch weil nach einer Frühgeburt von der Mutter speziell auf den Entwicklungsstand des Kindes abgestimmte Milch produziert wird. Aber in einigen Fällen bleibt die Milch aus bzw. die Milchbildung kommt nicht richtig in Gang.

Mit Hilfe entsprechender Unterstützung von Hebamme und/oder Stillberaterin kann das geändert werden. Schließlich bestimmt sich die Bildung von Muttermilch nach Angebot und Nachfrage. Es gibt aber auch spezielle Frühgeborenennahrung, die als Ersatz verwendet wird.

Nur in wenigen Kliniken wird Milch aus Muttermilchspenden von anderen Frauen angeboten. Diese wird streng kontrolliert und stellt eine lohnenswerte Alternative zu eigener Muttermilch dar.

Je nach den Möglichkeiten des Frühgeborenen wird die Nahrung über eine Magensonde oder aus einer Flasche verabreicht, aber bei reiferen Frühgeborenen ist auch ein Stillen an der Brust möglich, eventuell unter Zuhilfenahme eines speziellen Brusternährungsset. Dieses bietet die Möglichkeit, das Baby an der Brust anzulegen, während über einen dünnen Schlauch eine genau dosierbare Menge Muttermilch oder Ersatznahrung in Babys Mund fließt.

Krankengymnastik für Frühgeborene

Bereits im Krankenhaus bekommen Frühchen Krankengymnastik von Schwestern oder Physiotherapeuten. Dies fördert durch gezielte Anwendung die Atmung, die Motorik, das Saug- und Trinkverhalten, aber auch die eigene Wahrnehmung.

Die Sinne des kleinen Patienten werden gezielt angeregt. Durch spezielle Lagerung mit Ministillkissen wird dem Baby ein kleines Nestchen gebaut, und es fühlt sich dadurch in seinem großen Inkubator nicht ganz so verloren.

Dein Seelenleben

Eltern werden sehr früh in die Pflege des eigenen Babys mit einbezogen, um den Trennungsschmerz der Frühgeburt zu mildern. Diese Beschäftigung kann sehr anstrengend für die zu frühen Eltern sein.

Schwestern und Ärzte stehen in der Regel helfend zur Seite. Mehrmals in der Woche kommt ein Psychologe, der sich mit den betroffenen Eltern trifft, um über den Schock der zu frühen Geburt, die momentane Situation und die (Zukunfts-)Ängste zu reden. Das kann sehr hilfreich sein, denn kaum jemand aus dem normalen Umfeld kann die besonderen Schwierigkeiten nachvollziehen.

Selbst wenn alle für einen da sind, kann es sein, dass man allein mit der Trauer, seiner Wut und dem Gefühl der Ohnmacht sein möchte. Auf der anderen Seite wünscht man sich vielleicht Zuspruch. Und hat doch Angst vor der Unbedarftheit der anderen.

Wenn eine Frau diese schlimme Zeit ohne Partner durchstehen muss, fühlt sie sich vielleicht auch besonders ohnmächtig. Denk bitte daran: Du bist nicht allein! Suche dir Unterstützung. Die anderen Mütter auf der Station erleben gerade fast das Gleiche wie du. Tausche dich mit ihnen aus, z.B. während ihr mit euren Babys kuschelt. Erzähle ihnen deine Ängste, was dich bewegt, wie du dich fühlst ...

Wenn du nicht so oft bei deinem kleinen Schatz sein kannst – vielleicht, weil es noch ein großes Geschwisterkind gibt – und du die anderen Mütter nicht so oft siehst, dann sprich ruhig mit den Schwestern, die haben immer ein offenes Ohr.

Und: Lache, wenn dir danach ist! Das tut deiner Seele gut. Keiner guckt dich komisch an, wenn du lachst, auch wenn in dir alles leer ist, voller Sorgen und Ängste. Gib dich nicht auf, sei stark!

Ich glaube an dich!

Folgeschäden

Neben der Frage, ob das eigene Baby überleben kann und wird, stellt sich häufig die Frage, wie die spätere Entwicklung verlaufen wird. Das vorherzusehen ist natürlich nicht möglich. Es kann nämlich sein, dass sich ein Frühgeborenes aus der 24. Schwangerschaftswoche besser entwickelt als ein Baby, das in der 34. Schwangerschaftswoche geboren wurde.

Besonders gefährdet sind die Kleinen, die z.B. Hirnblutungen, andere Hirnschädigungen, schwere Infektionen oder eine Lungenerkrankung im Verlauf des Krankenhausaufenthalts bekommen. Aber auch diese Kinder können sich normal entwickeln.

Eine verlässliche Vorhersage kann keiner treffen. Man muss sich darauf einstellen, dass die Fachleute eher die Probleme ansprechen als Optimismus zu verbreiten. Jedes Baby hat seine eigene, nicht vorhersehbare Geschichte. Und gerade bei Frühgeborenen geht es immer wieder mal einen Schritt vor und zwei zurück.

Folgeschäden können Bewegungsstörungen, Koordinationsstörungen, Blindheit, Taubheit oder auch eine geistige Behinderung sein. Statistisch gesehen zeigt etwa ein Drittel der extrem frühgeborenen Kinder Verhaltensauffälligkeiten wie leichte Irritierbarkeit, Aufmerksamkeitsstörungen oder Probleme im Sozialverhalten, wie sie später z.B. im Kontakt zu gleichaltrigen Kindern sichtbar werden.

Dein Partner

Es wird für deinen Partner und dich nicht einfach, aber ihr solltet gut zusammenhalten.

Vielleicht stellst du dir manchmal die Frage, wieso dein Partner alles so anders sieht als du. Dein Mann liebt euer Baby bestimmt genauso wie du, nur kann er es eventuell nicht so zeigen. Gib ihm ein bisschen Zeit, mit der auch für ihn fremden Situation umzugehen.

Viele Männer verarbeiten die ganze Situation anders. Sie reden vielleicht nicht darüber, was passiert ist oder wie sie das alles sehen. Dadurch entstehen häufig Konflikte, weil Frauen möglicherweise das Gefühl haben, für den Mann sei das Baby nicht wichtig.

Man sollte sich Folgendes vor Augen halten: Wir als Mütter trugen unsere Babys monatelang – wenn auch nicht lange genug – unter unserem Herzen, und plötzlich wurde uns ein ganz wichtiger Teil genommen. Unsere Partner konnten bisweilen noch gar keine richtige Beziehung zu dem kleinen Baby aufnehmen.

Viele der Möglichkeiten für einen Mann, eine Beziehung aufzubauen, fehlen bei einer zu kurzen Schwangerschaft. Es gibt vielleicht noch keine spürbaren Tritte, keinen sich verformenden, kugelrunden Bauch oder keine Hilfen für die schwangere Frau. Ein ganz wichtiger Teil der Schwangerschaft fehlt einfach.

Ich wünsche euch, dass ihr die schwere Zeit gemeinsam durchstehen könnt und euch gegenseitig Kraft gebt.

Freunde und Verwandte

Eine Frühgeburt ist für alle eine neue und ungewohnte Situation. Vielleicht reagieren die eigenen Eltern ganz anders als erwartet – sind sehr zurückgezogen oder unsicher. Auf der anderen Seite verhalten sich Außenstehende auch sehr unterschiedlich: Manche wollen helfen und da sein, andere vermeiden den Kontakt.

Sag ganz klar, was du willst und was nicht. Du musst nicht nur aus Höflichkeit einem Treffen zustimmen. Natürlich kannst du dich aber auch zum Kaffee verabreden, wenn das für dich stimmig ist. Viele Mütter (und auch manche Väter) möchten gern einfach mit jemandem zusammen sein, der zuhört, und vielleicht auch weinen und die neuesten Fotos zeigen. Besonders hilfreich sind in dieser Zeit einfühlsame, optimistische Personen.

Viele Freunde und Verwandte werden sich aber vielleicht gerade deshalb zurückziehen, weil sie Angst haben vor dieser ungewohnten Situation. Die meisten können sich nicht vorstellen, wie es ist, so ein kleines Baby zu haben. Sie wissen nicht, was es bedeutet, so lange von seinem Baby getrennt und in der Ungewissheit zu sein. Sie müssen sich nicht mit dem Anblick eines zu früh geborenen Babys auseinandersetzen. Wir schon. Jeden Tag!

Typische Elternfragen

Hat das Geburtsgewicht Bedeutung für das Überleben meines Babys? Nicht unbedingt. Viel entscheidender ist, in welcher Schwangerschaftswoche dein Baby geboren wird und wie weit es sich im Mutterleib entwickeln konnte.

Ab welcher Schwangerschaftswoche hat mein Baby Überlebenschancen?

Ab der 24. Schwangerschaftswoche liegt die Überlebensrate bei 70 bis 80 Prozent. Allerdings behalten 30 bis 40 Prozent der zu diesem Zeitpunkt geborenen Babys bleibende Schäden. Es gibt natürlich auch Ausnahmen.

Was passiert mit meinem Baby nach der Geburt?

Ich finde es wichtig, dass dein Baby in einem Krankenhaus geboren wird, in dem eine Frühgeborenenstation vorhanden ist.

Dein Baby bekommt nach der Geburt zunächst eine Routineversorgung wie jedes Neugeborene. Natürlich richtet sich die Intensität der weiteren Behandlung danach, wie es deinem Baby geht.

Die meisten Babys werden zuerst einmal in warme Tücher gehüllt und in einen Inkubator gelegt, auch Brutkasten genannt. Dann bekommen die Kleinen eine Infusion, um sicher zu gehen, dass keine Unterzuckerung oder zu niedrige Blutdruckwerte entstehen. Danach wird dein Baby in den Fuß gepiekst, um wichtige Blutwerte festzustellen. Dein Baby bekommt auch noch kleine Elektroden auf den Oberkörper geklebt, um die Herztätigkeit und die Atmung zu kontrollieren. Eine kleine, rot leuchtende Messsonde am Füßchen deines Babys misst die Sauerstoffwerte.

Wann darf ich endlich zu meinem Baby?

Der Papa kann meistens sofort zu eurem Baby. Er sollte natürlich gleich Fotos für dich machen, denn du musst dich unter Umständen noch etwas gedulden, bis du dein Baby sehen kannst. Falls du einen Kaiserschnitt bekommen hast, musst du wahrscheinlich etwa 24 Stunden warten, dann wirst du von einer Schwester mit einem Rollstuhl zu deinem Baby gefahren.

Darf ich mein Baby auch anfassen?

Auf jeden Fall! Auch ein sehr kleines Baby spürt, dass du da bist. Wenn du deine Hand auflegst, fühlt sich dein Kleines geborgen und wohl. Ein bisschen Streicheln ist auch ok, auch wenn die Schwestern das manchmal nicht so gerne sehen. Sie haben immer Angst, dass durch die Berührung irgendein mühsam gelegter Zugang verrutscht. Wenn dein Baby stabil ist, darfst du bestimmt bald mit ihm kuscheln.

Welcher Schlauch/welche Maske ist das auf der Nase meines Babys?

Das ist ein CPAP (**C**ontinuous **P**ositive **A**irway **P**ressure), kurz auch Atemhilfe genannt. Wenn dein Baby grundsätzlich selbstständig atmen kann, wird mit Hilfe dieser Atemhilfe mit einem konstanten, leichten Überdruck in die Atemwege die Atmung deines Babys unterstützt. Du wirst zwar nicht viel vom Gesicht deines Babys sehen, aber der CPAP verhindert, dass die kleine Lunge zusammenfällt.

Habe ich trotz Frühchen nur acht Wochen Mutterschutz?

Bei einem Frühchen hat man in Deutschland statt der üblichen acht Wochen zwölf Wochen Mutterschutz. Bei Zwillingen hat man automatisch zwölf Wochen Mutterschutz. Hinzu kommt bei einer Frühgeburt, dass jener Teil der vor der Geburt gesetzlich zugesicherten sechs Wochen Mutterschutz, der nicht genommen werden konnte, hinten angehangen wird. So können maximal 18 Wochen Mutterschutz entstehen.

Beachte, dass auch das Gewicht eine entscheidende Rolle spielt. Wenn dein Baby nach der 37. Schwangerschaftswoche geboren wird, aber unter 2500 Gramm wiegt, bekommt man mit einer Bescheinigung des Krankenhauses ebenfalls den verlängerten Mutterschutz.

Ist dein Baby vor Vollendung der 37. Schwangerschaftswoche bereits schwerer als 2500 Gramm, lass dir von den Ärzten bescheinigen, dass du ein Frühchen geboren hast. Das Schreiben musst du dann nur noch bei deiner Krankenkasse einreichen, um die Verlängerung zu bekommen.

Was bedeutet der APGAR-Wert?

Die Punkte des Apgar-Wertes (benannt nach seiner Erfinderin Virginia Apgar) geben einfach und schnell Aufschluss über wesentliche Aspekte zum Zustand deines Babys. Der Wert setzt sich aus folgenden fünf Punkten zusammen: Herzfrequenz, Atmung, Muskeltonus, Hautfarbe, Reaktionsvermögen.

Maximal können zehn Punkte erreicht werden. Das heißt, wenn ein Baby einen Apgar-Wert von acht bis zehn hat, ist das Baby – zumindest in den ersten Minuten, denn der Apgar-Wert wird eine, fünf und zehn Minuten nach der Geburt bestimmt – super mit dem Start ins Leben zurechtgekommen.

Für die Weiterentwicklung kann es möglicherweise dennoch egal sein, wenn der Wert niedriger war. Auch Babys mit niedrigeren Punktwerten können sich gut entwickeln.

Was ist Känguruhen?

Känguruhen heißt Kuscheln. Der Begriff hat sich eingebürgert, weil ein Känguru sein kleines Baby in einem Beutel umherträgt, also ständigen engen Körperkontakt zu ihm hat. Das ist das Schönste überhaupt!

Das erste Mal ist natürlich etwas ganz Besonderes: Dein Baby ist wieder bei dir! Du nimmst eine bequeme Stellung auf einem Liegestuhl ein und machst auf deiner Brust ein Plätzchen frei für dein Baby. Eine Schwester legt dir dein Baby ans Herz.

Du bekommst noch einen kleinen Spiegel, damit du dein Baby besser sehen kannst.

Schau nicht die ganze Zeit auf den Monitor, ob alles in Ordnung ist, das lenkt nur vom wirklichen Zusammensein ab. Ihr könnt so lange kuscheln, wie ihr wollt, falls keine ärztlichen Untersuchungen für dein Baby geplant sind. Üblich sind zwei bis vier Stunden Kuschelzeit. Dein Baby hört bekannte Geräusche wie deinen Herzschlag, deine Atmung und deine Stimme. Das Kuscheln beruhigt dein Baby sehr und fördert eure Beziehung.

Solltest du aus einem unbestimmten Grund nicht angeboten bekommen, auf diese Weise dein Baby bei dir zu haben, obwohl es deinem Baby gut geht und keine Untersuchungen anstehen, frage ruhig danach und bestehe gegebenenfalls darauf. Manchmal brauchen die Profis eine Erinnerung.

Kann ich meinem Baby selber die Windeln wechseln, es füttern und baden?

Am Anfang vielleicht noch nicht. Aber nach einiger Zeit darfst auch du alles selber machen. Die Kleinsten können nicht sofort ein Bad nehmen, weil das vielleicht zu aufregend wäre, aber wenn sie gut gewachsen und stabil sind, darfst du dein Baby baden.

Die meisten frühgeborenen Babys haben – zumindest anfangs – eine Magensonde, worüber sie ihre Nahrung bekommen. Das Füttern macht am Beginn die Schwester. Später kann sie dir erklären, wie das geht.

Hab keine Angst, wenn die Schwester spontan zu dir sagt, dass du jetzt dran bist mit Windelwechseln. Auch wenn ein Baby noch so klein ist, hat man schnell heraus, wie man es anfassen muss.

Kann ich mein Baby stillen, obwohl es so klein ist?

Wenn dein Baby sehr klein ist und du es dadurch nicht anlegen kannst, aber trotzdem stillen möchtest, kannst du Muttermilch abpumpen. Eine Hebamme oder eine Schwester kann dir zeigen, wie das mit der Pumpe geht. Die so erarbeitete Milch kannst du dann gleich zu deinem Baby bringen. Meist werden die Schwestern deine Milch auf Bakterien untersuchen. Später bekommt sie dein Baby durch die Magensonde.

Sei nicht traurig, wenn am Anfang nicht viel Milch kommt. Dein Körper muss sich erst daran gewöhnen, da die Schwangerschaft zu früh beendet wurde. Mit etwas Geduld sollte bald mehr Milch für dein Baby da sein. Das hängt davon ab, wie oft du abpumpst.

Sollte trotz des vielen Abpumpens und Stillteetrinkens zu wenig Milch vorhanden sein, mach dich bitte nicht verrückt. Es gibt künstliche Frühgeborenennahrung, die dein Baby bekommen kann. Und manchmal spenden auch andere Mütter für dein Kind.

Generell gilt bei der Milchgewinnung: Ruhe und Entspanntheit wirken sich positiv auf die Milchmenge aus. Je weniger Stress du dir selbst machst, desto besser also ist es für das Abpumpen und/oder Stillen. Wenn du dein Baby ansiehst oder ein Foto von ihm betrachtest, hilft dir das, damit dein Körper die passenden Stillhormone ausschüttet.

Ist mein Baby gut aufgehoben, auch wenn ich nicht da bin?

Auf jeden Fall! Die Schwestern schließen die Kleinen sehr schnell in ihr Herz und gucken auch mal zwischendurch zu ihnen, nicht nur wenn sie „klingeln", das heißt wenn ihr Alarm anspringt. Eigentlich sollte immer eine Schwester in unmittelbarer Nähe sein.

Es ist für viele Mütter jedes Mal ein schlechtes Gefühl, wenn sie am Abend ihr Baby wieder dalassen müssen. Rufe ruhig ganz oft in der Klinik an und frage, wie es deinem Baby geht, das hilft ein bisschen besser beim Einschlafen.

Warum kommt keine Schwester, obwohl der Monitor klingelt?

Die Schwestern haben alles gut im Blick. Hab nicht gleich Panik, es gibt eben auch eine Toleranzgrenze. Das heißt: Es klingelt häufig, ist aber noch nicht weiter schlimm. Die Schwestern entwickeln ein Gespür dafür, wann es wirklich wichtig ist. Auf jedem Monitor in jedem Zimmer kann man außerdem überwachen, welches Baby gerade „alarmt".

Die Schwestern kommen sofort und auch bei jedem Klingeln, wenn sie wissen, dass dein Baby gerade in einer kritischen Phase ist.

Wer darf mein Baby besuchen?

In erster Linie steht ihr als Eltern im Vordergrund. Wenn du oder dein Mann dabei seid, darf jeder, dem ihr es erlaubt, euer Baby besuchen. Ob das Verwandte oder Freunde sind, ist egal. Nur sollten es nicht große Gruppen sein.

Bedenke, dass es eine Intensivstation ist und die Kleinen sehr viel Ruhe brauchen. Und natürlich gilt: Je mehr Besuch da ist, desto höher ist die Ansteckungsgefahr. Ganz wichtig vor jedem Besuch ist deshalb, gründlich die Hände zu desinfizieren. Gegebenenfalls ist sogar ein Mundschutz sinnvoll.

Erkrankte Menschen, und sei es nur eine Erkältung, habe ich persönlich gar nicht zu meinem Baby gelassen.

Wie lange sollte der Besuch bei meinem Baby bleiben?

Ich habe das so geregelt – wenn z.B. Oma und Opa zu Besuch kamen –, dass etwa zehn Minuten für jeden reserviert waren.

Für dein Baby ist vorgesehen, dass immer nur zwei Personen am Bettchen sein dürfen. Ein Elternteil muss immer anwesend sein. So kamen auch mal gut 40 Minuten zusammen, wenn Oma und Opa zweimal gucken wollten. Ich denke, das reicht.

Dein Baby kennt den Trubel ja auch noch nicht. Aber das musst du für dich selber entscheiden. Ihr als Eltern dürft natürlich so lange bleiben, wie ihr wollt.

Welche speziellen Krankheiten bekommen zu früh geborene Babys eventuell?

Frühgeborene können natürlich alle Krankheiten bekommen, die auch zeitgerecht geborene Babys haben. Im Folgenden sind allerdings spezielle Probleme gemeint, die besonders in der ersten Zeit und nur bei zu früh geborenen Babys wichtig sein können.

- **Das Atemnot-Syndrom:** Die Babys bekommen manchmal schwer Luft. Das liegt an der Unreife der kleinen Lunge. Dein Baby wird dadurch schneller und oberflächlicher atmen. In diesem Fall wird dem Baby neben Sauerstoff künstliches Surfactant gegeben. Surfactant ist ein Gemisch aus speziellen Fetten und Eiweißen. Es benetzt die Innenflächen der Lunge und verhindert ein Zusammenkleben der Lungenbläschen. Meistens wird dann dein Baby intubiert – bekommt eine Plastikkanüle, die den Luftweg aufhält – und wird künstlich beatmet.

- **Offener Ductus:** Der Ductus ist so etwas wie eine Verbindungsader zwischen Herz und großer Körperschlagader. Als das Baby noch in deinem Bauch war und nicht atmen musste, hat dieser Ductus dafür gesorgt, dass durch die Lunge weniger Blut geflossen ist. Normalerweise verschließt sich die Stelle bei der Geburt oder einige Tage danach. Bleibt sie aber offen, gibt es Probleme mit der Lungenfunktion. Man kann deinem Baby Medikamente geben, die den Verschluss fördern sollen. Passiert dies nicht, muss der Ductus leider operativ verschlossen werden.

- **Gelbsucht:** Etwa 80 Prozent der Babys, die zu früh geboren werden, bekommen Gelbsucht. Im Bauch hat dein Baby über dich und die Plazenta Sauerstoff bekommen. Damit der Sauerstoff gut transportiert werden konnte, verfügte dein Baby über eine Extra-Ladung rote Blutkörperchen. Nach der Geburt atmet dein Baby alleine und braucht somit nicht mehr alle roten Blutkörperchen. Bei ihrem Abbau kann die Leber kurzfristig überfordert sein, und das freigesetzte Bilirubin (ein gelber Farbstoff, der in den roten Blutkörperchen ist) steigt an. Dein Baby wird gelb. Wenn das der Fall ist, bekommt dein Baby eine Phototherapie, das heißt eine intensive Bestrahlung mit Licht. Es bekommt eine kleine Stoffsonnenbrille auf, eine Windel an, reichlich Flüssigkeit und ab geht's unter die blaue Lampe. Wie lange dein Baby das Licht braucht, sagt der Blutwert. Er wird regelmäßig kontrolliert.

- **Augenprobleme:** Die Augen deines Babys sind – je nach dem Zeitpunkt der Frühgeburt – eventuell noch nicht ganz ausgebildet, die Gefäße müssen sich erst noch mit den Augenwänden verbinden. Ein Zuviel an Sauerstoff ist Gift für die Netzhaut. Es kann passieren, dass die Gefäße sich nicht richtig verbinden können und in die falsche Richtung wachsen. Dabei kann es in seltenen Fällen auch zur Netzhautablösung kommen. Daher kommt regelmäßig ein Augenarzt vorbei und kontrolliert die Augen. Mit einer Lasertherapie kann gegebenenfalls gezielt eingegriffen werden.

- **Infektionsrisiko:** Das Immunsystem deines Babys befindet sich noch im Aufbau. Um Infektionen vorzubeugen, muss man die Hände vor jedem Besuch desinfizieren. Bei Schnupfen oder Husten wird ein Mundschutz getragen. Auch viel Besuch trägt dazu bei, das Infektionsrisiko zu steigern. Wann immer sich der Verdacht auf eine beginnende Infektion ergibt, wird dem Kleinen sicherheitshalber sofort eine breit gefächerte antibiotische Behandlung verordnet. Du musst also damit rechnen, dass dein Baby relativ häufig über einige Tage an einem weiteren Tropf hängt.
- **Hirnblutung:** Alle Organe und Blutgefäße im Körper eines so kleinen Kindes sind sehr empfindlich und die Gerinnungsfähigkeit des Blutes ist zeitweise herabgesetzt. Prinzipiell ist die Gefahr von Blutungen recht hoch. Zumeist bekommen die Babys deswegen grundsätzlich Vitamin K. Da gerade die Gefäße im Kopf deines Babys noch sehr dünnwandig sind, kann es passieren, dass es zu Hirnblutungen kommt. Am Verhalten deines Babys und mit regelmäßigen Ultraschalluntersuchungen können die Ärzte sehen, ob eine Blutung entstanden ist. Die Hirnblutungen werden in Stadien eingeteilt. Für eine Prognose zu den Folgen einer solchen Blutung kommt es darauf an, wie ausgeprägt die Blutung ist und welche Areale davon in ihrer Funktion betroffen sind. Das Blut muss im schlimmsten Fall operativ entfernt werden.
- **Darmprobleme:** Da der unausgereifte Darm so dünn ist wie Pergamentpapier, ist es leider manchmal der Fall, dass der erste Stuhl (Kindspech) deines Babys zu hart für den Darm ist und dieser reißen kann. Dann muss schnell operiert werden, da sich sonst der Bauch mit Kot füllen kann. In den meisten Fällen reicht es jedoch, das Kindspech mit ein paar Einläufen gut auszuspülen und auf diese Weise dem Baby eine Operation zu ersparen. Nur im schlimmsten Fall bekommt dein Baby eventuell einen künstlichen Darmausgang (Stoma), damit sich der Rest des Darms, der nicht entfernt wurde, erholen kann.

  Mit etwas Glück wird der künstliche Darmausgang nach ca. sechs bis acht Wochen durch eine weitere Operation zurückverlegt. Kann der Darm nicht zurückverlegt werden, behält dein Baby einen kleinen Beutel, der regelmäßig gewechselt werden muss. Die Schwestern zeigen dir, wie du am besten damit umgehen kannst. Das kannst du ganz schnell lernen.

  Großen Respekt haben Ärzte/Ärztinnen zudem vor einer Darmerkrankung mit dem Namen NEK bzw. NEC (**n**ekrotisierende **E**ntero**k**olitis). Dabei entzündet sich der Darm und muss mit einem Antibiotikum behandelt werden. Es ist wichtig, dass dies rasch erkannt wird, weil sonst eine Blutvergiftung entstehen kann.
- **Nierenunterfunktion:** Die unreife Niere deines Babys produziert einen eher dünnen Urin. Deshalb können sich Substanzen im Blut ansammeln, die schädlich sind. Regelmäßige Blutabnahmen machen frühzeitig auf das Problem aufmerksam. Manchmal können die Nieren mit häufigen, leichten Massagen und mit speziellen Wickeln angeregt werden, manchmal braucht man Medikamente.

Einige Erkrankungen habe ich hier konkret angesprochen. Aber ob oder welche dein Baby bekommt, kann dir keiner sagen. Deshalb befindet man sich lange Zeit in großer Ungewissheit. Die Kleinen machen einen Schritt nach vorne und dafür manchmal gleich zwei Schritte zurück.

Der Weg aus der Ungewissheit ist lang. Aber denke daran, dass jeder Augenblick schön sein kann. Du wirst wahrscheinlich sehr viel weinen und auch manchmal verzweifeln. Umso mehr wird es dich jedes Mal freuen, wenn dein kleines Baby eine Hürde nach der anderen meistert und ihr letztendlich nach Hause dürft.

Wann darf mein Baby nach Hause?

Das hängt ganz davon ab, wie viel dein Baby zu früh zur Welt gekommen ist, ob es für die jeweilige Schwangerschaftswoche zeitgerecht entwickelt war und wie stabil es ist. Die Schwestern können und dürfen dir über den Zeitpunkt der Entlassung keine richtige Auskunft geben, weil unkomplizierte und vorhersagbare Verläufe ziemlich selten sind. Aber rechne grob mit dem eigentlichen Geburtstermin. Das kann natürlich auch früher oder später sein, denn es kommt darauf an, welche Komplikationen bei deinem Baby auftreten.

Wir dürfen mit Monitor nach Hause. Aber wo bekomme ich den her?

Der Monitor für zu Hause dient zur Überwachung der Atmung und Herztätigkeit. Der Stationsarzt ordnet den Monitor bei deiner Krankenkasse an. Du bekommst ihn dann von einem Sanitätshaus in der Nähe ausgehändigt.

Lass dir den Überwachungsmonitor ruhig schon vor der Entlassung geben, um die Bedienung zu erlernen sowie Fehlalarme zu erkennen und zu vermeiden. Lieber im Krankenhaus ein Fehlalarm als zu Hause!

Was, wenn der Monitor Alarm schlägt?

Bloß keine Panik! Guck nicht nur auf den Monitor, sondern auch auf dein Baby.

Geht es deinem Baby wirklich schlecht? Dann ist schnellstmöglich zu handeln! Die Ärzte zeigen dir, was in so einer Situation zu tun ist. Mach vielleicht vor dem Heimgehen einen Kurs für lebensrettende Maßnahmen bei Säuglingen.

Muss ich auf etwas Bestimmtes achten, wenn wir zu Hause sind?

Der Platz, an dem dein Baby schlafen soll, wird ja schon fertig sein, Windeln, Kleidung (Hast du die richtige Größe parat? Eventuell ist dein Baby für normale Neugeborenenkleidung noch etwas zu zart. Es gibt spezielle Frühgeborenenkleidung kleiner als Größe 50.) und ggf. Fläschchen sind gekauft. Es fehlt einfach nur noch euer Baby, um das Heim komplett zu machen. Möglicherweise wird die erste Zeit zu Hause komisch sein.

Klar ist es wunderschön, endlich mit eurem Baby zu Hause zu sein, aber das bringt vielleicht auch Unsicherheiten mit sich. Schließlich sind daheim keine Schwestern mehr rund um die Uhr da, um zu überprüfen, ob es deinem Baby gut geht. Das erledigst ab jetzt du – gemeinsam mit deinem Partner.

Bevor dein Baby nach Hause kommt, kannst du Vieles vorbereiten, was die erste Zeit erleichtert. Koche z.B. Essen für euch vor, damit du in der ersten Zeit nicht stundenlang in der Küche stehen musst. Du kannst für das Baby auch einen Vorrat an Muttermilch einfrieren.

Behandeln darfst du – bis auf Ausnahmen, die dir der behandelnde Arzt mitteilt – dein Baby wie jedes Normalgeborene auch. Das heißt vor allem auf alle Hinweise zur Vermeidung des plötzlichen Kindstods zu achten.

Lass insgesamt alles ganz langsam und ruhig angehen. Überfordere dich und dein Baby nicht. Wahrscheinlich kann dein Baby noch nicht das, was andere in seinem Alter können. Aber du ahnst vielleicht: Dein Baby hat sein eigenes Tempo! Lass dich nicht von zu eifrigen Müttern irritieren, deren Kinder scheinbar perfekt sind.

Viele Mütter können einfach nicht einschätzen, wie es ist mit einem Frühchen. Es ist für ein Frühgeborenes normal, formal gesehen schon älter als seine Altersgenossen zu sein und dennoch einiges noch nicht ganz so doll hinzukriegen.

Alles zu seiner Zeit! Dein Baby wird bestimmt gut aufholen. Vielleicht ein bisschen später, aber irgendwann interessiert das keinen mehr. Oder hat dich in letzter Zeit irgendwer gefragt, ab wann du dich rollen oder dein Köpfchen heben konntest?

Lass dein Baby nicht schreien, auch wenn einige ältere Menschen sagen: „Das fördert die Lunge!“ Oder auch: „Babys müssen auch mal schreien!“ Dein Baby versteht es noch nicht, dass du plötzlich nicht kommst, obwohl es nach dir schreit.

Bitte lasse dein Kind nicht aus erzieherischen Gründen schreien, obwohl einige Ratgeber diese seltsame Empfehlung aussprechen. Ein Frühchen hat genug durchgemacht.

Welcher Kinderarzt ist der richtige?

Regelmäßige Besuche beim Kinderarzt können dir die nötige Sicherheit geben. Welcher Kinderarzt für euch der richtige ist, kann ich natürlich nicht sagen, aber ich denke, man kann einige Auswahlkriterien bei einem Frühchen beachten.

Gut ist es, wenn der Kinderarzt Erfahrungen mit Frühgeborenen hat. Wenn du einen Termin hast, dein Baby nicht krank ist und zum Beispiel nur geimpft werden soll, kann es in der ersten Zeit gut sein, nicht im Wartezimmer bei den ganzen kranken Kindern zu warten.

Ich wünsche mir für euch, dass ihr eine Vertrauensperson findet, die versteht, welch schwere Zeit hinter euch liegt, und die euch mit eurem kleinen Wunder jetzt einmal „bevorzugt".

Bekomme ich die Fahrtkosten zum Krankenhaus erstattet?

Grundsätzlich bekommt man die Fahrtkosten ins Krankenhaus, in dem das frühgeborene Baby liegt, von der Krankenkasse erstattet.

Frage am besten persönlich bei deiner Krankenkasse nach und lass dich nicht abwimmeln. Bei mir hat es auch erst beim dritten Mal geklappt. Du lässt dir von den Schwestern oder Ärzten bescheinigen, dass du jeden Tag bei deinem Baby warst (am besten lässt du dir eine entsprechende Bescheinigung aushändigen, wenn ihr entlassen werdet), reichst das Schreiben bei deiner Krankenkasse ein.

Sobald alles geprüft wurde, bekommst du die geforderte Summe zurückerstattet. Wenn ein Baby einige Wochen im Krankenhaus ist und du nicht auch stationär aufgenommen wirst, kommt einiges an Fahrerei und Kosten zusammen.

Was erwartet mich auf einem Frühchenfest?

Ein Frühchenfest wird vielleicht von der Station organisiert, wo dein Baby lag. Aber natürlich gibt es auch Krankenhäuser, die so etwas nicht machen.

Bei einem Frühchenfest werden jedes Jahr alle Frühchen mit ihren Familien eingeladen. Es gibt Kuchen, Fotos werden gemacht, eine Hüpfburg wird aufgebaut und vieles mehr. Sogar ein Clown kommt, um die größeren ehemaligen Frühchen zu bespaßen. Die Schwestern freuen sich riesig zu sehen, was aus den ehemaligen Winzlingen geworden ist.

Allerdings kann so ein Treffen auch in einen Wettbewerb unter den Müttern ausarten. Zum Beispiel, welche Geschichte die schlimmste ist. Wie man damit umgehen soll und ob ein solches Fest überhaupt das Richtige für einen ist, muss man selbst entscheiden.

Man kann auch ohne Frühchenfest des Öfteren die Station besuchen, da sehen die Schwestern ebenfalls, was aus deinem Kleinen geworden ist. Bestimme selbst, wann und ob ihr bereit seid, auf die Frühgeborenenstation zurückzukehren.

Nachsorge

Bei einigen Frühgeborenen kann es zu Hause zu Problemen kommen. Unter anderem wären das Essens- oder Schlafprobleme oder Unruhe beim Baby.

Hilfreich könnte eine ambulante Nachbetreuung durch eine Kinderkrankenschwester oder eine Hebamme sein. Eine einfühlsame Krankengymnastik zu Hause hilft den Kleinen und ihren Müttern in ihren gemeinsamen Entwicklungsphasen auch sehr weiter.

Wichtig ist, nach dem stressigen Aufenthalt im Krankenhaus das eigene Gleichgewicht wieder zu finden. Oft bieten die Kliniken eine Kontrolluntersuchung an. Diese kann auch von einem SPZ (Sozialpädiatrisches Zentrum) durchgeführt werden, um eventuelle Entwicklungsstörungen frühzeitig zu erkennen.

Unter anderem wird bei einer solchen Untersuchung spielerisch geschaut, ob ein Baby Störungen beim Bewegungsablauf hat. Die geistige und psychische Entwicklung, Handgeschicklichkeit sowie das Sprech- und Hörvermögen werden auch getestet.

Den Frauenarzt wechseln?

Ich persönlich habe den Frauenarzt nach unserem Erlebnis gewechselt. Er ist vielleicht ein guter Arzt, wenn es keine Komplikationen gibt. Aber so, wie es gelaufen ist? Mein Vertrauen war einfach weg.

Wie findet man jemanden, der „passt"? Informiere dich z.B. bei deinen Freundinnen oder recherchiere im Internet nach dem „besten" Arzt für dich. Mache einfach ein paar Termine zum Gespräch aus, erzähle deine Geschichte. Frage auch direkt nach, ob er sich mit Komplikationen auskennt, und verlange eine ehrliche und ausführliche Antwort.

Befrage dich aber auch selbst, was dir in der nächsten Schwangerschaft besonders wichtig wäre. Möchtest du mehr Untersuchungen oder technische Möglichkeiten? Oder fändest du es besser, nicht so intensiv überwacht zu werden und mehr auf dein Bauchgefühl zu hören? Auf jeden Fall ist es wichtig, dass du dich gut aufgehoben fühlst und dem Arzt vertrauen kannst. Vertrauen ist in der nächsten Schwangerschaft ganz wichtig.

Weitere Schwangerschaft

Wenn alles gut überstanden ist, stellt sich vielleicht die Frage nach einem weiteren Geschwisterchen.

Möglicherweise kommt in der nächsten Schwangerschaft alles wieder hoch: Vor allem die Angst, dass es erneut ein Frühchen werden könnte.

Da ist die richtige Wahl des Frauenarztes wichtig, aber auch eine passende Hebamme ist für viele Frauen in der Schwangerschaft eine große Stütze.

Weiß man, wieso dein Baby zu früh gekommen ist? Wenn nicht, lass dich vor dem Beginn der Schwangerschaft untersuchen und ggf. bestimmte Risikofaktoren testen. Das macht dein Frauenarzt. Er nimmt dir Blut ab, schickt es ein, und ein paar Tage später wird er sich melden, wenn etwas auffällig erscheint.

Auch wenn es sicher nicht leicht ist, kannst du versuchen, deine Angst bei einer neuen Schwangerschaft in den Hintergrund zu stellen und jeden Tag und jeden Fortschritt zu genießen.

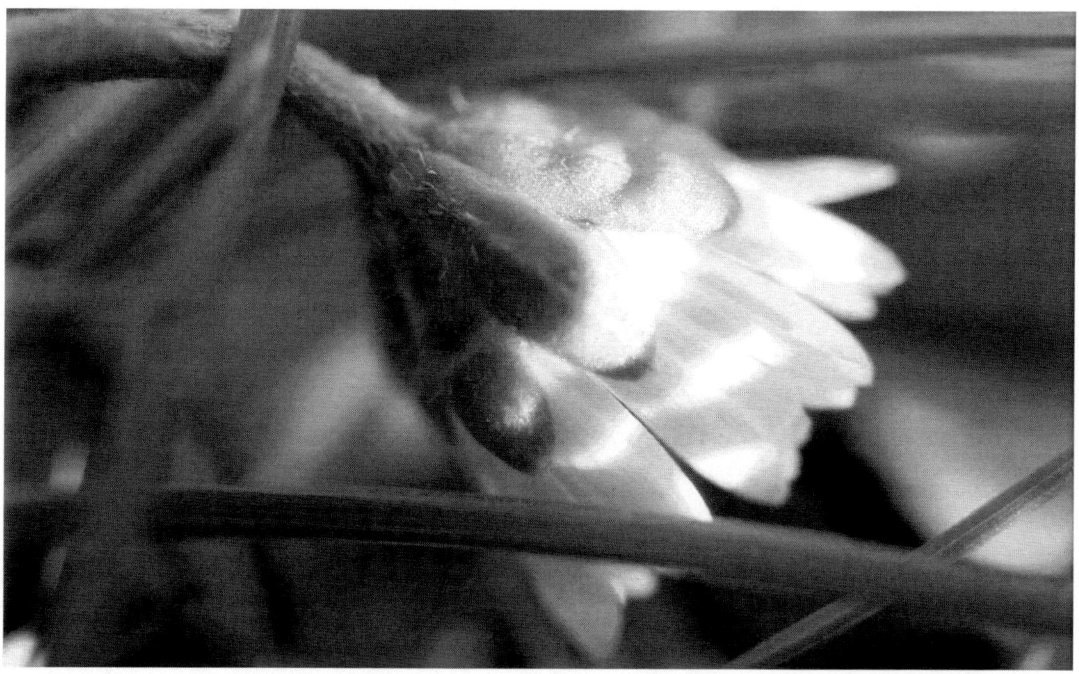

Liebe Mama, lieber Papa!

Ich wurde zu früh geboren. Deshalb bin ich noch ganz klein und leider auch nicht mehr bei dir, Mama.

Jetzt liege ich in diesem riesigen Glasding, habe überall Schläuche, eine Magensonde und so ein blödes Ding auf der Nase, mit dem ich euch gar nicht richtig sehen kann. Ich weiß, dass das auch für euch nicht einfach ist. Vielleicht hattet ihr euch euer Baby ganz anders vorgestellt ...

Die Schwestern haben mir gesagt, dass ihr erst mal nur meine Hand halten dürft. Ich wäre so gerne bei euch! Alles kam so plötzlich. Aber sie meinten auch, wenn ich ganz stark bin und kämpfe, dann darf ich ganz schnell wieder zu euch.

Ich kann euch leider noch nicht sagen, wenn es mir nicht gut geht. Aber ich werde stark sein. Wenn ihr meine Hand haltet, werde ich mich ganz arg anstrengen, um bei euch zu sein. Ich werde mit meinen Fortschritten auf all eure Fragen antworten, denn ich will leben, um mit euch die Welt zu entdecken und zu spielen.

Bis dahin ist es ein langer Weg. Haltet durch!

Ihr könnt viel für mich tun: Streichelt mich und seid bei mir. Es ist schlimm für mich, jede Nacht ohne euch einzuschlafen. Wir waren früher ja noch nie getrennt. Fehle ich euch auch so sehr wie ihr mir?

Ich rieche euch so gerne und lausche euren Stimmen, wenn ihr mir etwas erzählt oder vorsingt. Es hört sich so schön an. So vertraut.

Mama und Papa, bitte gebt mich nicht auf.

Ich brauche euch so sehr.

Ich liebe euch!

Ich werde stark sein – für mich und für euch.

Euer kleines Baby

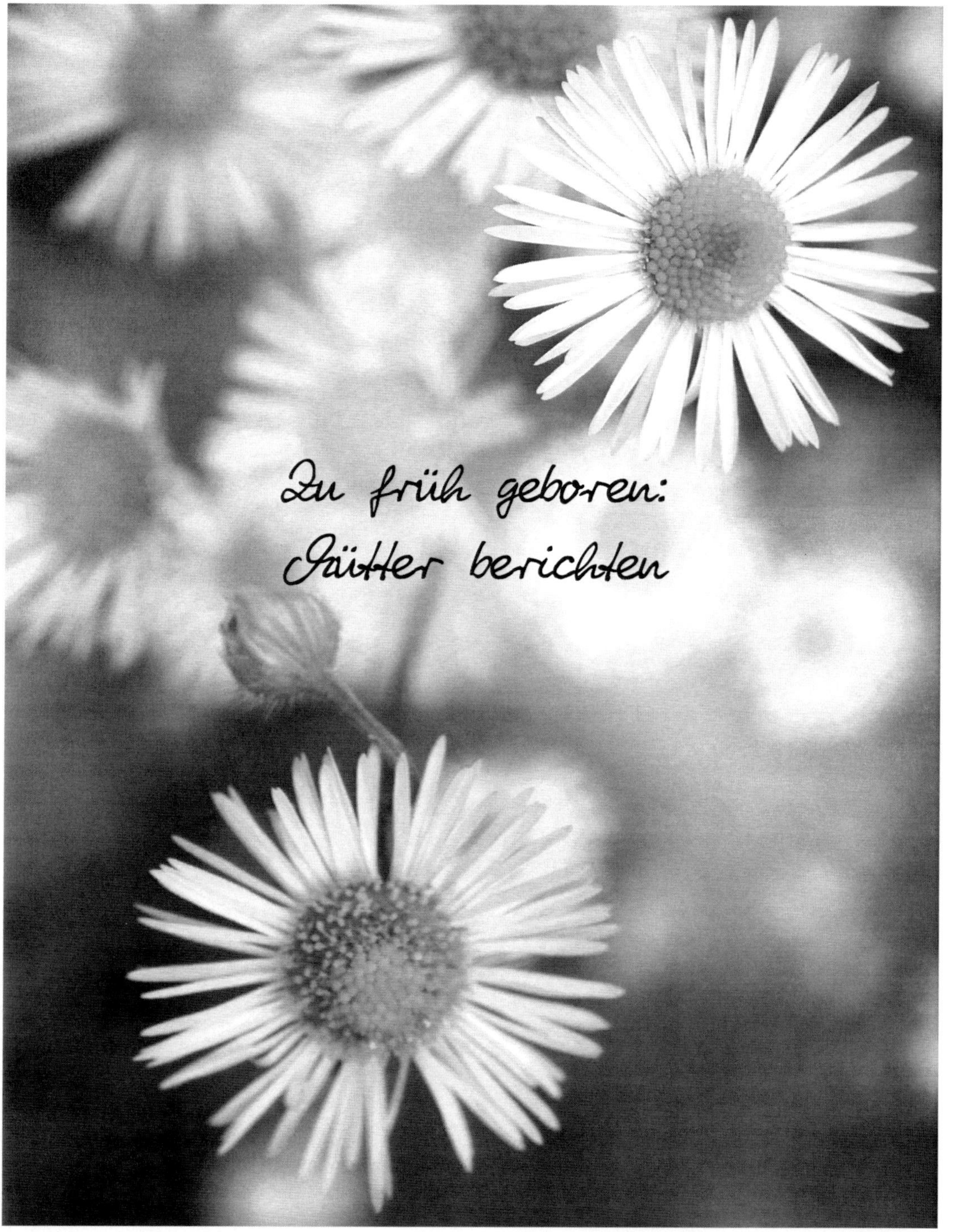

Zu früh geboren: Mütter berichten

Der Aufruf

Ich habe eigentlich nie daran gedacht, ein Buch zu schreiben. Schon gar nicht eines über unsere Geburt und die anstrengenden Monate im Krankenhaus. Ich dachte mir: Wen würde das denn interessieren?

Aber meine damalige Hebamme, zu der wir immer noch guten Kontakt haben, bestärkte mich darin, alles einfach mal festzuhalten, um die ganze Geschichte besser verarbeiten zu können.

Vieles, was für mich so schmerzhaft war, hatte ich verdrängt und noch gar nicht verarbeitet. Ich sagte meiner Hebamme deshalb, dass ich mir das mit dem Aufschreiben gar nicht zutrauen würde.

Doch das Thema ließ mich wochenlang nicht los. Dann fing ich einfach an zu schreiben.

Es war schwer. Ich weinte viel dabei. Das, was wir erlebt haben, noch einmal durchzugehen, war schrecklich. Aber ich merkte dabei, dass man den ganzen Ablauf des Aufenthaltes im Nachhinein ganz anders sieht.

Tatsächlich gab es auch schöne Momente. Zum Beispiel, als wir Marlis Brief bekommen haben mit dem Bild ohne Atemmaske, weil sie alleine atmen wollte. Oder das erste Mal Kuscheln. Das war auch etwas ganz Besonderes.

Klar war unsere Tochter viel zu klein. Aber sie war mein Baby! Sie war so süß.

Wenn ich mir im Nachhinein die Bilder angucke, sind sie schrecklich, weil sie so deutlich zeigen, wie winzig Marli wirklich war. Wie ein Vogel, der zu früh aus dem Nest gefallen war.

Manche Menschen freuen sich auf ihren 3D-Ultraschall. Ich hatte ihn ganze drei Monate. Live sozusagen ...

Es war kein schöner Anblick, dieses kleine Häuflein Elend da liegen zu sehen. Für unser Baby war es fast unmöglich zu überleben, es war einfach nur schrecklich!

Dann war unsere Geschichte fertig. Ich schickte sie so unfertig, ohne Korrekturen, einfach zum Verlag. Was hatte ich zu verlieren? Unsere Geschichte war bewegend, aber zu kurz für einen Einzeltitel, und die Verlegerin, Frau Oblasser, schlug vor, dass ich weitere Erfahrungen anderer Eltern einbinden könnte.

Ich war begeistert, wusste aber nicht so recht, wie und wo ich überhaupt anfangen sollte. Ich belagerte Frau Oblasser mit meinen Fragen. Dann machte ich mehrere Aufrufe. Alle fanden die Idee gut. Also schickte ich viele Fragebögen an Mütter, die Ähnliches erlebt hatten.

Jede Geschichte auf den folgenden Seiten ist einzigartig. Mir fiel aber auf: Unterschiedliche Auffassungen gab es vor allem über die Aspekte des Krankenhausaufenthalts. Die Gefühle und Ängste der Mütter waren dennoch fast alle gleich.

Die Mütter aus diesem Buch erzählen auf den nächsten Seiten ihre Geschichte voller Sorgen und Ängste. Wie die winzigen Babys das alles gemeistert haben, ist und bleibt ein Wunder.

Ich hoffe, dass dir all die folgenden Geschichten ein bisschen Mut machen können, falls du gerade ein kleines Wunder geboren hast und den ganzen Krankenhausaufenthalt noch vor dir hast.

Die Fragebögen

Zur Wahrung der Anonymität wird nur der Vorname oder – auf Wunsch – ein Pseudonym für die Mütter verwendet.

Die Antworten der Mütter sind im Originalwortlaut übernommen worden. Einige von ihnen haben auch persönliche Fotos geschickt, um zu zeigen, wie toll sich manch kleiner Zwerg entwickelt hat. Die Fotos stammen von den jeweiligen Eltern.

Da jede Geschichte eine bebilderte Doppelseite erhält, habe ich für jene Mamas, die kein(e) Foto(s) geschickt haben Gänseblümchenfotos als Platzhalter ausgewählt.

Einige Babys aus den Erlebnisberichten haben bestimmte Krankheiten bekommen, die ich im Vorfeld nicht mit aufgelistet habe, an dieser Stelle aber gerne kurz alphabetisch sortiert erklären möchte:

- Amnioninfektion = Entzündung der Eihaut (Fruchtblase) mit Einschränkung des paraplazentaren Stoffwechsels und mit der Gefahr der Infizierung von Plazenta, Mutter und Ungeborenem
- ANS = Atemnotsyndrom (im oberen Teil ausführlich beschrieben)
- Aszites (Wasserbauch) = Ansammlung von Flüssigkeit im Bauchraum
- BPD (Bronchopulmonale Dysplasie) = chronische Lungenkrankheit
- FFTS (Feto-fetales Transfusionssyndrom oder Zwillingstransfusionssyndrom) = das ist etwas, was nur bei einer Mehrlingsschwangerschaft vorkommen kann. Das eine Baby bekommt zu wenig Blut und das andere Baby bekommt zu viel. Das Baby, das zu wenig Blut bekommt, hat somit auch weniger Fruchtwasser und kann sich nicht so gut entwickeln. Das Baby, das zu viel Blut bekommt, hat oft viel Fruchtwasser und kann mit der Zeit die große Blutmenge nicht richtig weiterleiten, weil das kleine Herz zu stark belastet wird.
- Hämangiom = Blutschwamm
- Listerien/Listeriose = Infektion durch Rohmilchbakterien
- Mekoniumpfropf = verhärtetes Kindspech, das nur schwer ausgeschieden werden kann
- Meningitis = Hirnhautentzündung
- Reflux = rückwärts, also wieder nach oben, in die Speiseröhre steigende Nahrung
- Retinopathie = Blutungen im Augeninneren und nachfolgende Netzhautablösung

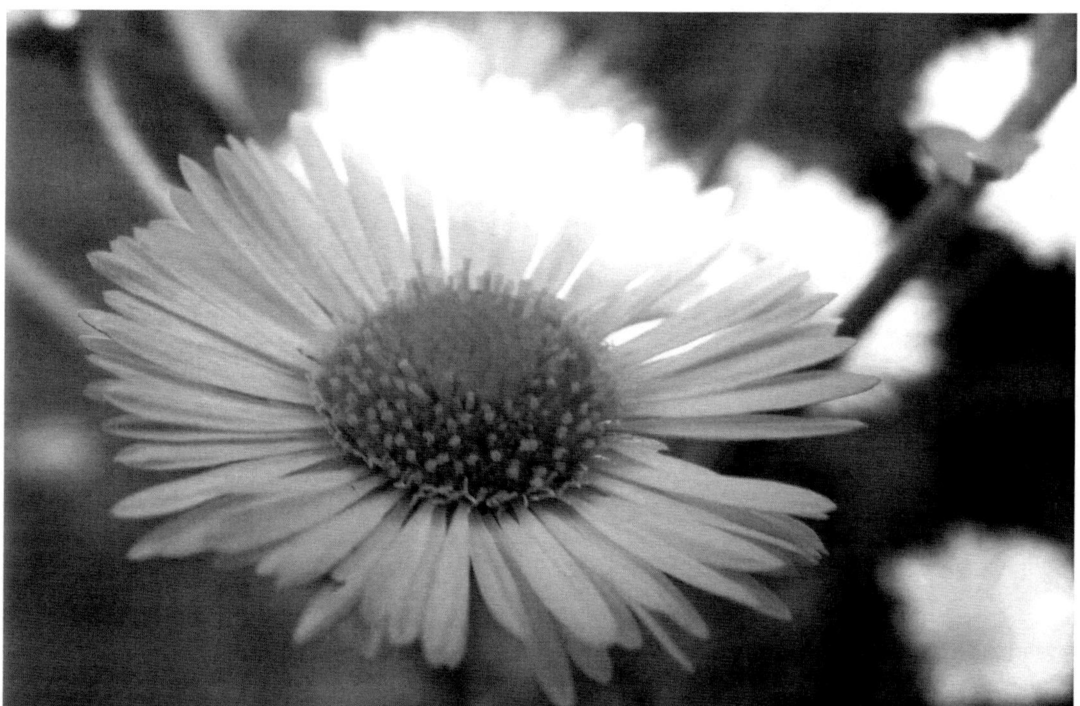

Monique, 21
Beruf: Hausfrau und Mama
Familienstand: verheiratet

Sohn, 4 Monate (Frühgeburt, 35. SSW)

„Mein Kind entwickelte ein Atemnotsyndrom dritten Grades und musste reanimiert werden."

Was war dein erster Gedanke, als du erfahren hast, dass dein Baby zu früh kommt? Ich habe Angst um mein Baby gehabt und gehofft und gebetet, dass er es ohne Komplikationen überleben wird.

In welcher Schwangerschaftswoche wurde euer Baby geboren und wie viel wog es? Er kam in der 34+0 Schwangerschaftswoche und er wog 1.985 Gramm.

Wie war deine Schwangerschaft, gab es eventuell Komplikationen? Meine Schwangerschaft war anfangs wunderschön. Ich hatte weder mit der berühmten Schwangerschaftsübelkeit noch mit Sonstigem zu kämpfen. Jede Untersuchung beim Frauenarzt war einwandfrei. Bis zur 29. SSW. Da habe ich angefangen, einen hohen Blutdruck zu bekommen und Wasser einzulagern. Also musste ich zur stationären Beobachtung ins Krankenhaus.

Konntest du dich auf die Geburt vorbereiten oder kam alles sehr plötzlich? Auf die Geburt vorbereiten konnte ich mich nicht wirklich. Einen Tag vor der Geburt hieß es, ich könne nach Hause, wenn die Blutwerte stimmen. Zwei Stunden nach dieser Aussage habe ich erfahren, dass am nächsten Tag mein Kind auf die Welt geholt wird.

Wie war deine Geburt? Meine Geburt war alles andere als schön. Ich sollte um halb zehn am Morgen den Kaiserschnitt bekommen. Von meinem Zimmer geholt wurde ich allerdings erst um zehn. Die halbe Stunde kam mir wie eine Ewigkeit vor. Im Kreißsaal angekommen wurde nochmal ein CTG geschrieben und mir eine Kanüle gelegt.

Dann bin ich in den Kaiserschnittraum gekommen, wo mir die PDA gesetzt werden sollte. Mein Mann hat sich in dieser Zeit schon umgezogen, denn er wollte unbedingt dabei sein. Nachdem der Arzt 30 Minuten versucht hat, mir die PDA zu legen und ungefähr 20 Mal in meinen Rücken gestochen hat, rief er den Chefarzt. Der probierte es auch nochmal 15 Minuten und stach auch ungefähr 20 Mal in meinen Rücken. Dann entschieden sich die Ärzte für eine Vollnarkose. Mein Mann durfte noch einmal kurz rein zu mir, und dann ging auch alles ganz schnell.

Wie war eure erste Begegnung? Unsere erste Begegnung war nachts. Ich wurde von einer lieben Schwester im Rollstuhl auf die Intensivstation gefahren und durfte mein Baby zum ersten Mal sehen und anfassen. Ich war so stolz, dass dieses kleine Wesen mein Sohn ist. Andererseits aber auch geschockt von den vielen Geräten, die dort waren.

Gab es Komplikationen beim Baby? Den ersten Tag sah alles super aus. Mein Baby atmete von alleine, allerdings unterstützt durch eine Atemhilfe. Den nächsten Tag am Nachmittag wurde seine Atmung schon angestrengter, und die Ärzte entschieden sich, ihm ein Beruhigungsmittel zu verabreichen.

Am Abend dann der komplette Zusammenbruch. Mein Kind entwickelte ein Atemnotsyndrom dritten Grades und musste reanimiert werden. Da dies der erste Fall in diesem Krankenhaus war, riefen sie sofort Unterstützung von einem Kinder- und Jugendkrankenhaus aus der Nähe. Sie versuchten, meinem Kind einen Tubus zu legen, welches sich als schwierig erwies, da die Luftröhre noch ziemlich eng war. Schließlich klappte es dann nach ca. 30 Minuten und man sagte uns nur, dass es wohl eine ziemlich blutige Angelegenheit gewesen wäre.

Durch das Intubieren erlitt mein Kind einen Lungenriss und ihm musste eine Drainage zwischen Lunge und Brustkorb gelegt werden, damit die Luft auch wieder nach draußen gelangen kann. Nachdem mein Kind soweit stabil war, wurde er in die andere Klinik gebracht und eine Kühltherapie wurde angefangen. Das heißt, dass der Körper des Babys über 72 Stunden auf 32 Grad Körpertemperatur runtergefahren wird, damit das Gehirn sich regenerieren kann und möglichst wenige Schäden bekommt. Soweit war er dann auch recht stabil.

In der nächsten Nacht hatte er dann wieder einen Zusammenbruch und musste ein zweites Mal reanimiert werden. Die Ärzte gaben uns wenig Hoffnung und sagten, dass, wenn er nochmal einen solchen Zusammenbruch haben sollte, sie nichts mehr für ihn machen könnten, da sie am Maximum von den Medikamenten wären. Sprich, wenn sie ihm dann noch mehr Medikamente gegeben hätten, wäre er daran gestorben. Gottseidank hatte er danach keinen einzigen Zusammenbruch mehr.

Was war eure größte Sorge? Unsere größte Sorge war, dass unser Baby das alles nicht überleben würde und ich meinem Kind niemals die Welt zeigen darf.

Wie war euer Krankenhausaufenthalt? Es war eine schwierige Zeit voller Angst und Hoffnung. Die Zeit war anstrengend und man war froh, abends einfach nur ins Bett gehen zu können.

Habt ihr euch im Krankenhaus gut aufgehoben gefühlt? Wir haben uns im Krankenhaus super aufgehoben gefühlt. Bei Fragen bekam man, sofern es möglich war, sofort eine Antwort. Wir durften zu jeder Tages- und Nachtzeit dort anrufen, um uns nach unserem Kind zu erkundigen.

Wie lange wart ihr im Krankenhaus? Wir waren fünf Wochen und fünf Tage im Krankenhaus.

Was war euer schönster Moment? Da gab es mehrere schöne Momente. Einer von denen war, als wir ankamen und da ein Foto von unserem Kind hing, als er das erste Mal die Augen auf hatte. Ein anderer für mich unvergesslicher Moment war, als der Oberarzt zu uns gekommen ist und uns mitgeteilt hat, dass unser Sohn außer Lebensgefahr ist. Und der allerschönste Moment war natürlich, als wir unser Kind endlich mit nach Hause nehmen durften.

Was war für euch das Schlimmste? Für uns war das Schlimmste, dass wir nicht Tag und Nacht bei unserem Kind sein konnten, ihm nicht helfen konnten. Wir standen quasi machtlos daneben und konnten nichts anderes machen, als den Ärzten und Schwestern voll und ganz zu vertrauen. Aber das Allerschlimmste war am Anfang, dass wir nicht wussten, ob er es überlebt oder nicht.

Wie hat sich die Paarbeziehung entwickelt? Uns hat das alles noch mehr zusammengeschweißt. Natürlich ist man hier und da durch den ganzen Stress auch mal aneinandergeraten, aber alles in allem haben wir das sehr gut gemeistert.

Was ging am Entlassungstag in euch vor? Freude und Aufregung! Ich bin morgens aufgestanden und konnte es gar nicht mehr abwarten, bis es 14 Uhr ist und wir unser Baby endlich abholen können. Wir sind dann eine halbe Stunde eher dagewesen, weil ich es nicht mehr aushalten konnte.

Habt ihr zu Hause irgendwelche Vorsichtsmaßnahmen ergriffen? Nein.

Wird es Folgegeschwister geben? Das wissen wir noch nicht.

Wenn ja, hast du sehr Angst, dass es wieder ein Frühchen wird? Davor habe ich riesige Angst.

Wie hat sich euer Baby entwickelt, sind Schäden geblieben? Das kann man zu diesem Zeitpunkt noch nicht sagen, da die Geburt erst wenige Monate her ist.

Was würdest du anderen Müttern, die Ähnliches erlebt haben, gerne sagen? Dass alle Eltern, die sowas durchlebt haben, absolute Anerkennung verdienen. Ein Frühchen zu haben ist eine riesige Herausforderung und man kann unendlich stolz sein, solch eine Aufgabe gemeistert zu haben.

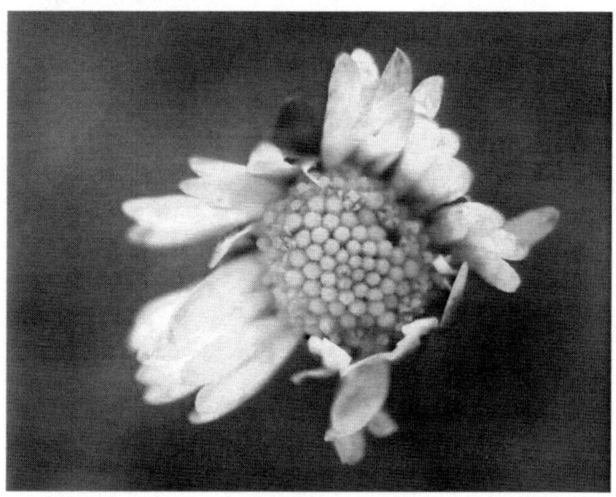

Sandra, 22
Beruf: staatlich anerkannte Kinderpflegerin (gelernt),
Küchenkraft in der Systemgastronomie (ausgeübt)
Familienstand: verheiratet

Tochter, 2 Jahre (Frühgeburt, 31. SSW)

„... als ich Sophia das erste Mal nach fünf Wochen auf den Arm nehmen durfte ..."

Was war dein erster Gedanke, als du erfahren hast, dass dein Baby zu früh kommt? Ich war richtig geschockt und am Boden zerstört, weil ich das Gefühl hatte, als Mutter versagt zu haben.

In welcher Schwangerschaftswoche wurde euer Baby geboren und wie viel wog es? Sophia wurde in SSW 30+5 mit einem Gewicht von 1.600 Gramm per Notkaiserschnitt geholt.

Wie war deine Schwangerschaft, gab es eventuell Komplikationen? Meine Schwangerschaft verlief ganz ohne Komplikationen, keine Übelkeit, nichts.

Konntest du dich auf die Geburt vorbereiten oder kam alles sehr plötzlich? Ich hatte einen Geburtsvorbereitungskurs besucht, aber der half mir leider gar nicht. Bevor Sophia geholt worden ist, lag ich schon 14 Tage im Krankenhaus, wegen vorzeitiger Wehen.

Wie war deine Geburt? Ich fand den Vorgang des Notkaiserschnitts sehr seltsam. Schön war es, als ich sie schreien hörte; ich durfte sie aber leider nur kurz sehen.

Wie war eure erste Begegnung? Da ich Sophia nur knapp drei Sekunden nach der Entbindung sehen durfte, konnte ich leider nicht richtig Kontakt aufnehmen. Das erste Mal habe ich meine Tochter nach drei Tagen an ihrer Hand berührt, da sie im Inkubator lag.

Gab es Komplikationen beim Baby? Sophias Lunge ist insgesamt neun Mal zusammengefallen. Sie hatte Hirnblutungen zweiten bis dritten Grades, Gelbsucht, Bakterien, Lungenentzündung, ein kleines Loch im Herzen; sie ging nur knapp an einer OP vorbei (die rechte Lungenhälfte hätte fast entfernt werden müssen).

Was war eure größte Sorge? Unsere größte Sorge war, dass Sophia den schweren Start ins Leben nicht schaffen würde und wir unseren kleinen Engel wieder hergeben müssen.

Wie war euer Krankenhausaufenthalt? In der Klinik, in der sie geboren wurde, war der Aufenthalt gar nicht schön. Die Ärzte haben uns alles verheimlicht und sogar gelogen. Die Klinik, in die sie nach 16 Tagen kam, ohne dass wir davon wussten, war echt richtig super. Die haben uns sofort die Wahrheit gesagt und uns über alles aufgeklärt. Als ich dort dann mit aufgenommen wurde, kam eine Seelsorgerin zu mir, die für die Klinik arbeitet. Alle waren sehr kompetent und freundlich.

Habt ihr euch im Krankenhaus gut aufgehoben gefühlt? Im ersten Krankenhaus überhaupt nicht. Und im zweiten war es wirklich super.

Wie lange wart ihr im Krankenhaus? Sophia lag insgesamt zehn Wochen und ich war zwischendurch immer mal wieder mit aufgenommen.

Was war euer schönster Moment? Ich hatte ein paar schöne Momente. Einer war, als ich Sophia das erste Mal nach fünf Wochen auf den Arm nehmen durfte, zwar im Kissen und mit Mundschutz und allem, aber es war schön. Der nächste war dann, als sie keinen Sauerstoff mehr brauchte, aber der allerschönste Moment von allen war, als wir erfuhren, dass wir sie nun endlich mit nach Hause nehmen durften.

Was war für euch das Schlimmste? Das Schlimmste war der Aufenthalt im ersten Krankenhaus und als uns die Ärzte im zweiten Krankenhaus sagten, dass sie Sophia vielleicht operieren müssen. Sie wollten ihr vielleicht die rechte Lungenhälfte entfernen, weil die Seite immer wieder zusammengefallen war.

Wie hat sich die Paarbeziehung entwickelt? Ich denke, dass wir dadurch noch näher zusammengekommen sind.

Was ging am Entlassungstag in euch vor? Wir waren wirklich sehr aufgeregt, wie es jetzt wohl zu Hause so ablaufen würde. Aber wir waren sehr erleichtert und überglücklich, dass wir Sophia endlich mit nach Hause nehmen duften.

Habt ihr zu Hause irgendwelche Vorsichtsmaßnahmen ergriffen? Wir mussten mit Monitor nach Hause, und das war dann unsere Vorsichtsmaßnahme.

Wird es Folgegeschwister geben? Es soll noch ein Kind kommen, wenn uns die Ärzte Genaueres sagen können, was Sophia eventuell an Folgeschäden behalten wird.

Wenn ja, hast du sehr Angst, dass es wieder ein Frühchen wird? Ich habe sehr große Angst davor, dass ich das Ganze vielleicht nochmal durchmachen muss. Ich wünsche mir sehr, dass ich das nächste Kind bis zum Ende austragen und auch eine natürliche Geburt erleben darf.

Wie hat sich dein Baby entwickelt, sind Schäden geblieben? Sophia entwickelt sich sehr gut, ist aber in der Entwicklung weit zurück. Sprachlich und feinmotorisch ist sie knapp ein Jahr zurück. Und grobmotorisch und im Sozialverhalten ist sie so sieben bis acht Monate zurück.

Was würdest du anderen Müttern, die Ähnliches erlebt haben, gerne sagen? Ich würde anderen Müttern gerne sagen, dass sie niemals den Mut verlieren sollten. Wir haben alle ganz besondere Kinder und wurden ausgewählt, diese Kinder großzuziehen, da wir genug Kraft dafür haben. Jedes Kind ist einzigartig, egal was es hat oder eben nicht hat.

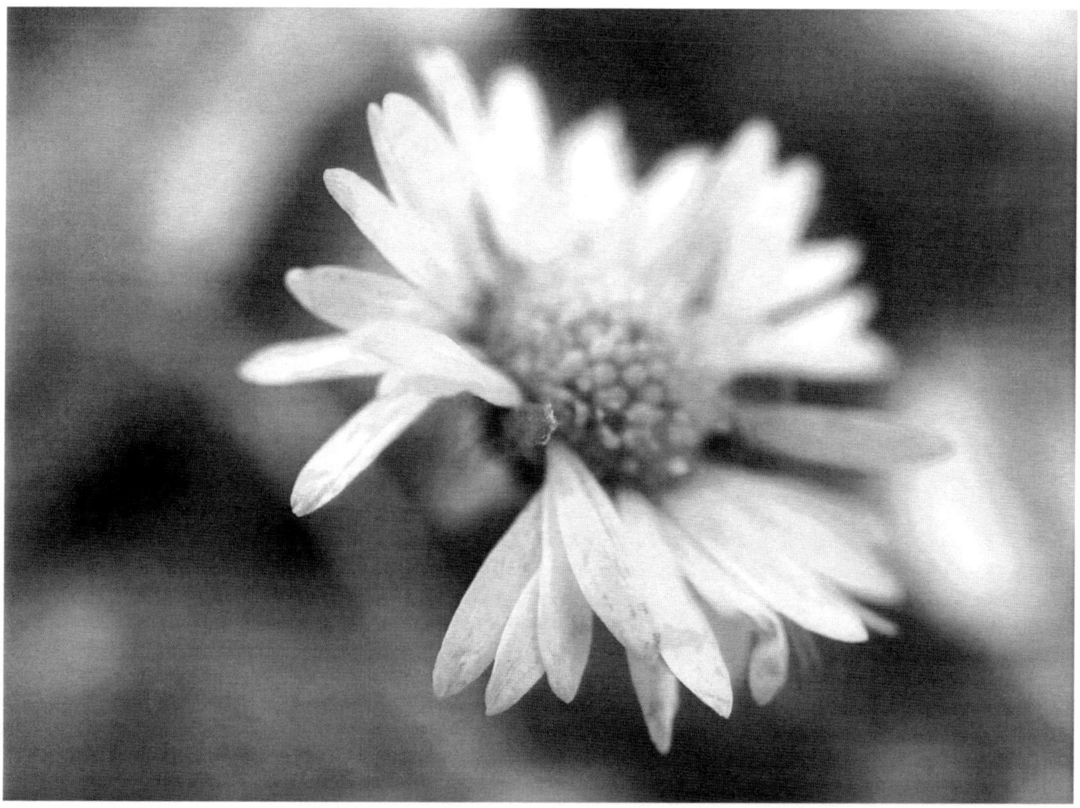

Bianca, 23
Beruf: gelernte Kinderpflegerin
Familienstand: verlobt mit einem neuen Partner

Tochter, 3 Jahre (Frühgeburt, 26. SSW)

„Jeden Tag mit leeren Händen zu gehen, sein Kind zurückzulassen."

Was war dein erster Gedanke, als du erfahren hast, dass dein Baby zu früh kommt? Im ersten Moment habe ich nur geheult, denn man hat mich auf alles eingestellt. Es fühlte sich an, als würde die Welt auf dem Kopf stehen. Ich konnte es anfangs einfach nicht wahrhaben, diese Angst: Was kommt nun? Wie geht alles aus? Wird sie das schaffen?

In welcher Schwangerschaftswoche wurde euer Baby geboren und wie viel wog es? Meine Tochter kam bei 25+2 SSW mit nur zarten 460 Gramm und 27 Zentimetern und 20 Zentimetern Kopfumfang.

Wie war deine Schwangerschaft, gab es eventuell Komplikationen? Ich selbst bin Diabetikerin und verbrachte viel Zeit im Krankenhaus wegen der Zuckerwertschwankungen. Von Anfang an war ich eine „Hochrisikoschwangere". Seit der 21. Schwangerschaftswoche war klar, dass meine Gebärmutter nicht richtig durchblutet war und daraufhin musste ich ASS (Azetylsalizylsäure) nehmen. Hier hieß es nur: Es kann zur Frühgeburt kommen.

Konntest du dich auf die Geburt vorbereiten oder kam alles sehr plötzlich? Es war ab dem 18. Oktober klar, dass ich stationär bleiben muss. Ich bekam zwar schon eine Lungenreifungsspritze, aber so wirklich seelisch habe ich mich erst am Morgen vom 20. Oktober auf die Geburt einstellen bzw. sie wahrhaben können, denn ich versuchte schlechte Gedanken zu vergessen. Was kann passieren? Wie werde ich das alles psychisch schaffen? Wie groß ist die Chance, dass sie das überlebt? Als ich dann am 20. Oktober gegen halb 11 für den OP fertig gemacht wurde, wusste ich: Nun wird es ernst.

Wie war deine Geburt? Ich weinte während des Kaiserschnitts durchgehend. Sie trugen mein Kind weg und schoben es auf die Intensivstation, und keiner informierte mich, wie es ihr geht, bis ich laut darum gebeten habe: „Kann mir bitte einer sagen, wie es meiner Tochter geht, ob bisher alles gut ging?" Ein Kinderarzt machte die OP-Schiebetüre auf, zeigte mir nur den Daumen und sagte: „Bisher macht sie es gut, die kleine Kämpfermaus." Dann lag ich da, wurde zugenäht und Minuten vergingen wie Stunden. Danach kam ich in einen Aufwachraum; hier hatte ich das Gefühl, dass man mich nach fast drei Stunden vergessen hatte.

Wie war eure erste Begegnung? Sie war so klein, so zart, so winzig – und sie sah so zerbrechlich aus. Ich sah sie und weinte nur. Die ganzen Kabel und Schläuche an meinem Kind erschreckten mich anfangs sehr. Ein Kinderarzt sagte zu mir: „Sicher ist der Anblick Ihrer Tochter für Sie nicht einfach, aber bitte denken Sie daran: Jeder einzelne Schlauch und jedes Kabel an Ihrem Kind hilft Ihrem Kind."

Gab es Komplikationen beim Baby? Einige Infektionen. Anfangs redete man von einer Darm-OP; diese blieb uns Gottseidank erspart, da sie genug Kindspech abgesetzt hatte. Eine Augenlaserung beidseits aufgrund der langen Beatmungszeit war notwendig.

Was war eure größte Sorge? Wir hatten vor jeder neuen Infektion die Angst. Ich musste bei einer Reanimation teils dabei sein. Ich weinte nur, hätte beinahe einen Kreislaufkollaps erlitten.

Wie war euer Krankenhausaufenthalt? Ich würde es die reinste „Achterbahn der Gefühle" nennen. Die schwere Zeit voller Hoffen, Bangen und Beten.

Habt ihr euch im Krankenhaus gut aufgehoben gefühlt? Auf der Intensivstation ging man mit dem Thema Frühchen sehr gefühlvoll um, es wurde sich oft erkundigt, wie es einem selbst geht; es wurde versucht, die Angst und Sorge zu lindern. Auf der Frühchenstation selbst fand ich, war die

Atmosphäre komplett anders und es wurde mit einem ganz anders umgegangen.

Wie lange wart ihr im Krankenhaus? Genau 102 Tage. Insgesamt 14½ Wochen. Einen Tag vor dem errechneten Termin durften wir nach Hause.

Was war euer schönster Moment? Das erste Känguruhen am neunten Lebenstag. Die Gefühle, die dann dermaßen wachgerüttelt wurden, waren so unendlich schön und mit keinem Geld der Welt zu bezahlen. Aber das Schöne war auch zu sehen, dass in so einem kleinen Lebewesen dermaßen viel Kraft steckt, dies alles zu meistern und zu zeigen: Ja, ich will leben.

Was war für euch das Schlimmste? Die fast komplett miterlebte Reanimation. Außerdem dieses Hin- und Herpendeln von zu Hause in die Klinik. Jeden Tag mit leeren Händen zu gehen, sein Kind zurückzulassen.

Wie hat sich die Paarbeziehung entwickelt? Ich habe seit drei Jahren und zwei Monaten einen tollen Partner an meiner Seite, der die Kleine genauso wie ich von Anfang an ins Herz geschlossen hat. Sicher war ich oft am Weinen, aber wir haben versucht, uns gegenseitig die nötige Kraft zu geben. Die Beziehung selbst hat sich dadurch ordentlich gefestigt und stabilisiert, und wenn wir nun zurücksehen, weiß man eben, was man gemeinsam geschafft hat.

Was ging am Entlassungstag in euch vor? Man war aber auch anfangs megaunsicher, da man die Schwestern und Ärzte schon als wichtigen Bestandteil des Alltags gesehen hat, und nun musste man dies alles alleine managen. Aber die Freude trat an diesem Tag in den Vordergrund, nach so einer megalangen Krankenhauszeit das Kind endlich im Autositz mit heimnehmen zu dürfen.

Habt ihr zu Hause irgendwelche Vorsichtsmaßnahmen ergriffen? Man hat dieses ständige Händewaschen und Desinfizieren aus der Klinik irgendwie mitgenommen, das wurde aber von Monat zu Monat weniger. Wenn man krank war, erkältet oder Ähnliches, desinfizierte man sich die Hände.

Wird es Folgegeschwister geben? Ja, das wird es geben; eins noch.

Wenn ja, hast du sehr Angst, dass es wieder ein Frühchen wird? Ich würde lügen, wenn ich jetzt „Nein“ sagen würde. Sicher werde ich Angst haben, werde aber versuchen, diese Gefühle nicht im Vordergrund stehen zu lassen, denn man soll sich auf das neue Lebewesen freuen und es genießen, und hoffentlich wird das zweite Kind wenigstens 37 Wochen im Bauch bleiben.

Wie hat sich euer Baby entwickelt, sind Schäden geblieben? Ich muss sagen: Trotzdem wir so früh ins Leben gestartet sind, stören mich diese Dinge, die meine Tochter hat, keineswegs: Entwicklungsdefizite, Sprachentwicklungsstörung, Mundmotorikstörung, Gleichgewichtsprobleme.

Was würdest du anderen Müttern, die Ähnliches erlebt haben, gerne sagen? Egal wie schwer die Situation ist: immer an einem kleinen Funken Hoffnung festhalten, nie das Kind aufgeben. Immer an sein eigenes Fleisch und Blut glauben. Immer für das kleine Wesen da sein; denn alles andere wird einem komplett den Boden unter den Füßen wegreißen. Egal wie klein ein Mensch doch ist, es steckt so viel Kraft in ihm, das habe ich definitiv aus der ganzen Sache gelernt.

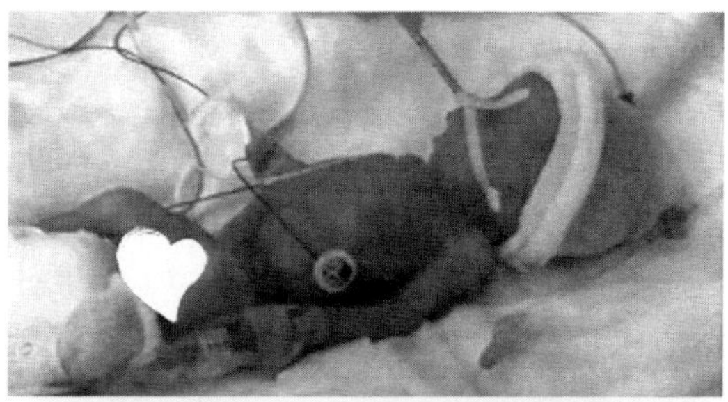

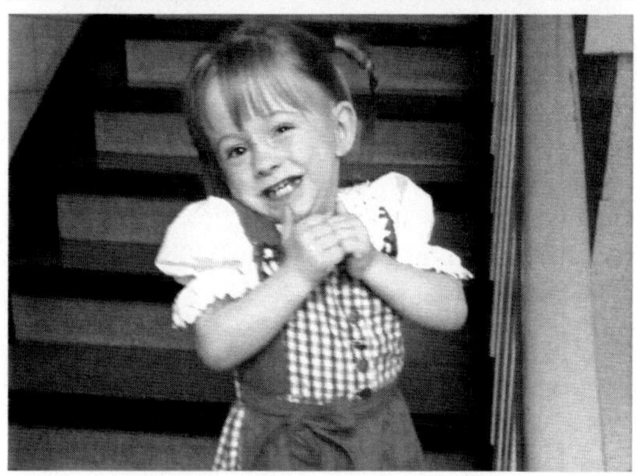

Jacqueline, 24
Beruf: Hausfrau und Mama
Familienstand: ledig

Sohn, 2 Jahre (Frühgeburt, 34. SSW)

„Er war am Monitor angeschlossen zur Überwachung und ich war komplett überfordert mit diesem Anblick.“

Was war dein erster Gedanke, als du erfahren hast, dass dein Baby zu früh kommt? Laut einem Test beim Frauenarzt in der Schwangerschaft war eine Frühgeburt ausgeschlossen, trotz Komplikationen.

In welcher Schwangerschaftswoche wurde euer Baby geboren und wie viel wog es? Mein Baby kam in der 33+3 SSW auf die Welt, mit einem ungewöhnlichen Gewicht (3.155 Gramm) und einer ungewöhnlichen Größe (52 Zentimeter). Er war eine Spontangeburt mit einer Entbindungszeit von 1 Stunde und 45 Minuten.

Wie war deine Schwangerschaft, gab es eventuell Komplikationen? Ich lag das erste Mal in der 16. SSW mit Blutungen im Krankenhaus, jedoch war keine Ursache bekannt. Das nächste Mal lag ich in der 30. SSW wegen Sturzblutungen im Krankenhaus, wo ich dann auch direkt die Lungenreife gespritzt bekam.

Der Muttermund war durch das Gewicht meines Babys auch schon zweieinhalb Zentimeter offen und ich wurde vor die Entscheidung gestellt, Fruchtwasser abziehen zu lassen oder ein Pessar eingesetzt zu bekommen; ich entschloss mich zu einem Pessar.

Konntest du dich auf die Geburt vorbereiten oder kam alles sehr plötzlich? Nach dem letzten Krankenhausaufenthalt war klar, dass mein Sohn zu früh auf die Welt kommen wird, aber wann und wie, konnte keiner sagen.

Am 15. Oktober morgens um sechs Uhr platzte die Fruchtblase und ich wurde direkt ins Krankenhaus gebracht, wo ich dann an einen Tropf kam. Da ich keine Wehen hatte, sollte versucht werden, den Kleinen möglichst lange drinnen zu behalten.

Wie war deine Geburt? Es ging alles ganz schnell. Nach dem Mittag im Krankenhaus bekam ich Wehen und mein Muttermund war bereits vier Zentimeter offen. Es war 14 Uhr, als ich in den Kreißsaal kam. Innerhalb von zehn Minuten war der Muttermund auf sieben Zentimeter geöffnet, weitere fünf Minuten später auf zehn. Um 15.45 Uhr erblickte mein Kind schlafend das Licht der Welt.

Wie war eure erste Begegnung? Mein Baby wurde direkt nach der Geburt auf die Neo-Intensiv gebracht, wo ich ihn dann eine Stunde später das erste Mal sah. Trotz seiner Größe und seines Gewichtes war er noch nicht angekommen.

Ich war überwältigt von diesem kleinen Wunder, das dort im Brutkasten vor mir lag. Er war am Monitor angeschlossen zur Überwachung und ich war komplett überfordert mit diesem Anblick.

Gab es Komplikationen beim Baby? Er konnte seinen ersten Stuhl nicht absetzen und bekam zwei Einläufe. Er konnte nicht aus der Flasche trinken, da er an der Milch fast erstickte, und bekam eine Nasensonde, zudem Koffein, da seine Herz- und Lungenfrequenz ständig abfielen. Und dann auch noch die starke Gelbsucht, die eine Woche Dauerlichttherapie forderte. Zudem hatte er Wassereinlagerungen.

Was war eure größte Sorge? Er hatte Wassereinlagerungen und wurde während der Geburt im Augenbereich eingequetscht. Meine Sorge war, dass er die Augen nicht öffnen wird bzw. blind ist und/oder Verletzungen am Gehirn entstanden sind.

Wie war euer Krankenhausaufenthalt? Ich bin nach drei Tagen nach Hause gegangen und ab dann hieß es: morgens ins Krankenhaus, abends wieder nach Hause. Ich war mit dem Krankenhaus ziemlich unzufrieden und erlitt dadurch regelmäßig Nervenzusammenbrüche, da sie mir mein Kind auf der Intensivstation ohne ersichtlichen Grund nicht zum Kuscheln geben wollten.

Habt ihr euch im Krankenhaus gut aufgehoben gefühlt? Das Krankenhaus war der Horror (Neo-Intensiv). Die Neo-Nachsorge dagegen war super.

Wie lange wart ihr im Krankenhaus? 4 Wochen

Was war euer schönster Moment? Der schönste Moment war für mich, als mein Baby das erste Mal seine Augen aufgemacht hat, und der nächste schöne Moment war, als es endlich geklappt hat, dass er von der Flasche trinkt und die Magensonde entfernt wurde.

Was war für euch das Schlimmste? Der schlimmste Moment war die lange Gelbsuchtzeit und als der Ultraschall vom Gehirn gemacht und festgestellt wurde, dass er eine Balkenveränderung hat, die sie aber nicht deuten konnten.

Was ging am Entlassungstag in euch vor? Ich war überglücklich. Vier Tage vor Entlassung durfte ich schon bei meinem Kind im Krankenhaus mitschlafen. Ich war so aufgeregt.

Habt ihr zu Hause irgendwelche Vorsichtsmaßnahmen ergriffen? Mein Baby hat die erste Woche mit bei mir im Bett geschlafen, damit ich sein Atmen hören kann. Er war zu Hause nicht am Monitor.

Wird es Folgegeschwister geben? Ich möchte vielleicht in drei bis vier Jahren nochmal ein Baby haben.

Wenn ja, hast du sehr Angst, dass es wieder ein Frühchen wird? Nein. Komischerweise hab ich keine Angst, da es ja nicht etwas Gesundheitliches war, sondern einfach Schicksal.

Wie hat sich euer Baby entwickelt, sind Schäden geblieben? Mein Sohn ist mit seiner Motorik zurück, bekommt jetzt zwei Mal die Woche Krankengymnastik und Frühförderung. Er fängt jetzt – mit 2 Jahren und einem Monat – an, seine ersten Krabbelversuche zu unternehmen und zieht sich an Gegenständen hoch. Ob es mit der Motorik komplett in Ordnung kommt, kann mir niemand sagen.

Was würdest du anderen Müttern, die Ähnliches erlebt haben, gerne sagen? Wir haben die tollsten und stärksten Kinder der Welt, denn sie kämpfen, bevor andere wissen, was das bedeutet. Vergleicht kein Kind mit einem anderen; jedes ist etwas Besonderes und es gibt kein Muss, alles ist ein Kann.

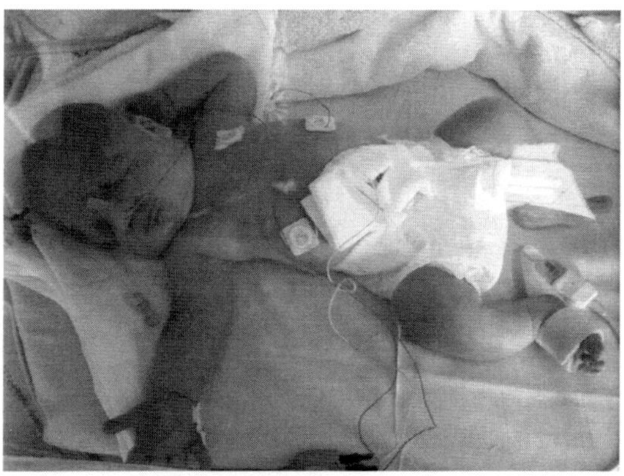

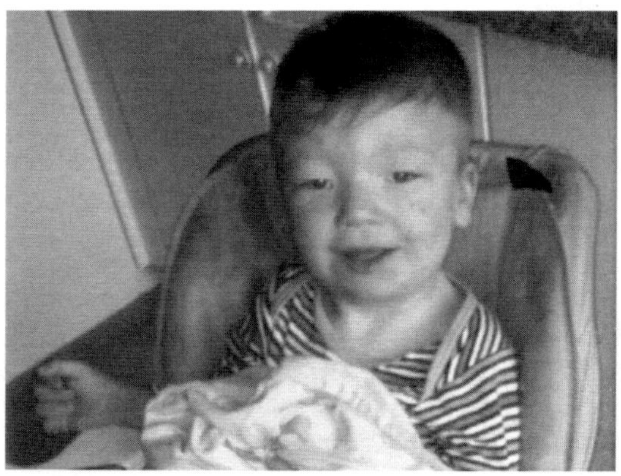

Nina, 24
Beruf: Hausfrau
Familienstand: verheiratet

Sohn, 22 Monate (Frühgeburt, 29. SSW)

„Über die erste volle Windel freuten wir uns tierisch."

Was war dein erster Gedanke, als du erfahren hast, dass dein Baby zu früh kommt? Ich hatte Angst. Habe geweint. Habe mich gefragt, ob er überlebt?

In welcher Schwangerschaftswoche wurde euer Baby geboren und wie viel wog es? 28+0 SSW, 1.205 Gramm und 38 Zentimeter

Wie war deine Schwangerschaft, gab es eventuell Komplikationen? Meine Schwangerschaft war wunderschön, keine Komplikationen.

Konntest du dich auf die Geburt vorbereiten oder kam alles sehr plötzlich? Ich konnte mich nicht vorbereiten, es wurde beschlossen, dass sofort ein Kaiserschnitt gemacht werden muss, und fünf Minuten später war ich bereits im OP.

Wie war deine Geburt? Furchtbar, da die PDA misslang. Es wurde nach mehreren Versuchen eine Vollnarkose gemacht. Als ich aufwachte, war mein Baby bereits auf dem Weg in ein anderes Krankenhaus und ich konnte ihn erst nach 27 Stunden sehen.

Wie war eure erste Begegnung? Ich kann mich kaum daran erinnern. Nachdem ich hinterher verlegt wurde, hatte keine Schwester Zeit, um mich zu ihm zu bringen. (Da die PDA misslungen ist, konnte ich mein rechtes Bein erst nach mehreren Wochen Physiotherapie wieder bewegen und habe nach ca. 3 Wochen das erste Mal den Weg zur Neo-Intensiv ohne Krücken geschafft.) Erst als ich Druck gemacht habe, wurde ich endlich zu ihm gebracht. Er war so winzig, alles roch komisch, überall war dieses Piepen. Auch bei ihm piepte es oft, es kamen immer sofort Schwestern angerannt. Ich konnte gar nicht glauben, dass dies mein Baby ist.

Gab es Komplikationen beim Baby? Es gab einige Komplikationen, denn der Grund der Frühgeburt waren Listerien; fiese, kleine Dinger, die eine Listeriose auslösen. Sie gelangen durch rohes Fleisch/Fisch usw. in den Körper. Leider erfuhr ich zu spät, dass sie sich auch an nicht ausreichend abgewaschenem Obst und Gemüse befinden. Im Normalfall versterben die Babys daran oder sind zumindest schwerbehindert. Außer Noah hat in den letzten Jahren in dem Krankenhaus nur ein anderes Kind mit Listerien überlebt, behindert.

Er wurde nach der Geburt zehn Minuten wiederbelebt. In den Tagen nach der Geburt hatte er eine linksseitige Hirnblutung ersten Grades, die sich selbst wieder auflöste. Er hatte eine NEC (Nekrotisierende Enterokolitis) ersten Grades; das OP-Team war schon bereit ... aber auch diese Infektion hat sich wieder verflüchtigt. Zum Glück.

Über die erste volle Windel freuten wir uns tierisch. Endlich bekam er auch wieder Nahrung. Ich glaube, es waren zwei Milliliter alle zwei Stunden. Ich hätte nie gedacht, dass einem zwei Milliliter mal so viel vorkommen. Er litt kurz darauf unter Gelbsucht und wurde mit Licht bestrahlt. Er wurde hochfrequenzbeatmet – es ist so furchtbar, sein Kind zu sehen, wie es einfach durchgeschüttelt wird von dem Beatmungsgerät.

Aber dann ging es stetig bergauf. Nach einer Woche wurde der Tubus gezogen, nach ca. zehn Tagen duften wir endlich mit ihm kuscheln, kurze Zeit später durfte ich ihn anlegen. Das war so ein schönes Gefühl, trotzdem mussten wir den Sauerstoffschlauch immer in Reichweite haben. Dann gab es für ca. zweieinhalb Wochen den CPAP; zum Kuscheln durfte dieser immer abgemacht werden. Danach gab es den Highflow, eine Art Sauerstoffbrille, die der Atemunterstützung dient. Als der Highflow dann endlich weg war, konnten wir unseren Prinzen endlich in seiner ganzen Pracht (d.h. ohne alle Schläuche) sehen.

Was war eure größte Sorge? Dass er sterben könnte, da es sehr schlecht um ihn stand. Eine Behinderung war zweitrangig, wir lieben ihn und hätten ihn auch mit Behinderung geliebt.

Wie war euer Krankenhausaufenthalt? Die meisten Schwestern und Ärzte waren toll, natürlich gibt es überall schwarze Schafe, aber die guten Erfahrungen überwogen.

Habt ihr euch im Krankenhaus gut aufgehoben gefühlt? Wir konnten alles fragen und es wurde sich immer Zeit und die Ängste ernst genommen.

Wie lange wart ihr im Krankenhaus? Acht Wochen.

Was war euer schönster Moment? Erstens: das erste Mal kuscheln. Zweitens: das erste Mal anlegen. Drittens: die Entlassung.

Was war für euch das Schlimmste? Zu sehen, wie unser Baby von der Hochfrequenzbeatmung durchgeschüttelt wurde. Und: Mitzubekommen, wie viele Eltern ihre Kinder verloren haben.

Wie hat sich die Paarbeziehung entwickelt? Wir sind uns noch näher gekommen. Es hat unsere Beziehung gefestigt.

Was ging am Entlassungstag in euch vor? Wir waren unglaublich aufgeregt, hatten Angst, dass irgendetwas dazwischenkommt. Wir waren erst entspannt, als wir alle im Auto saßen.

Habt ihr zu Hause irgendwelche Vorsichtsmaßnahmen ergriffen? Alle Besucher mussten ihre Hände waschen und desinfizieren. Er lag im Beistellbett neben unserem Bett; bis wir ins Bett gingen, lag er neben uns im Stubenwagen. Wir hatten Sensormatten.

Wird es Folgegeschwister geben? Ja, es wird Geschwister geben.

Wenn ja, hast du sehr Angst, dass es wieder ein Frühchen wird? Ich habe keine größere Angst als „normale" Mütter, da es ja keine Krankheit war bzw. nichts Genetisches.

Wie hat sich euer Baby entwickelt, sind Schäden geblieben? Er ist jetzt 18,5 (15,5) Monate alt, er ist kerngesund: Er fing mit acht (fünf) Monaten an zu robben, mit achteinhalb (fünfeinhalb) Monaten zu krabbeln und mit neun (sechs) Monaten sich hochzuziehen und an allem entlangzulaufen. Mit 16 (13) Monaten stand er das erste Mal frei und mit 17,5 (14,5) Monaten lief er seine ersten freien Schritte.

Was würdest du anderen Müttern, die Ähnliches erlebt haben, gerne sagen? Glaube an dein Kind, gib ihm Kraft! Dein Kind gibt dir mit einem Lächeln alles zurück. Verliere nie den Glauben an dein Kind.

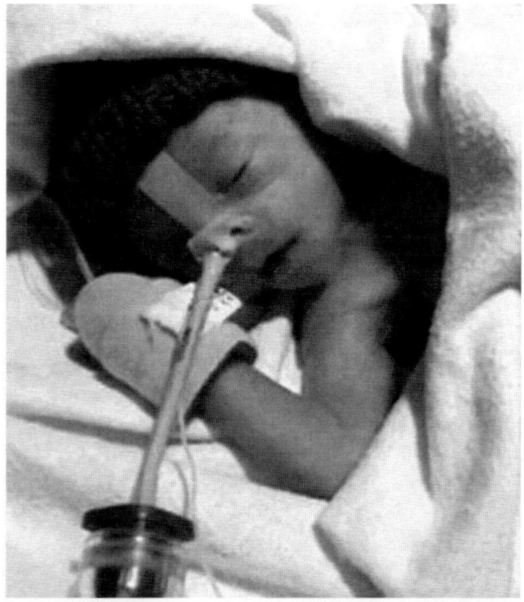

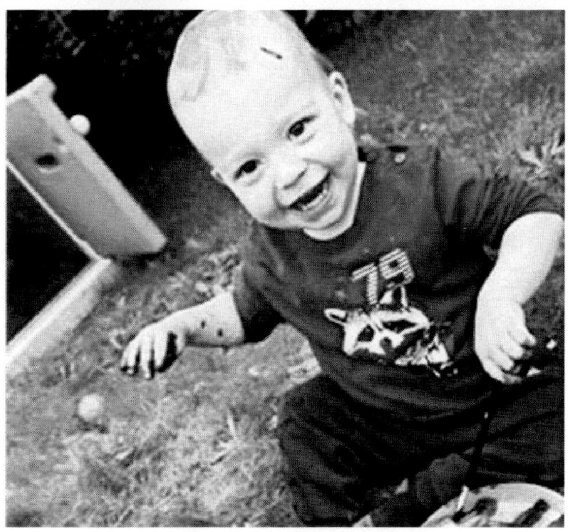

Loredana, 26
Beruf: Erzieherin
Familienstand: verheiratet

Tochter, 15 Monate (Frühgeburt, 34. SSW)

„Ich durfte meine Tochter erst nach fünf Tagen sehen, da meine Werte immer noch sehr kritisch waren."

Was war dein erster Gedanke, als du erfahren hast, dass dein Baby zu früh kommt? Es kam so plötzlich und musste ganz schnell gehen. Ich war geschockt und traurig, weil ich mich darauf nicht vorbereiten konnte.

In welcher Schwangerschaftswoche wurde euer Baby geboren und wie viel wog es? Meine Tochter kam in der 34. SSW mit eineinhalb Kilogramm auf die Welt.

Wie war deine Schwangerschaft, gab es eventuell Komplikationen? Die ganze Schwangerschaft ist nicht gut verlaufen. Angefangen von Zwischenblutungen, Kreislaufkollaps, ich habe abgenommen statt zugenommen, und dann die plötzliche Schwangerschaftsvergiftung (Präeklampsie, HELLP-Syndrom).

Konntest du dich auf die Geburt vorbereiten oder kam alles sehr plötzlich? Es kam alles sehr plötzlich. Mir ging es abends nicht gut. Ich hatte Kopfschmerzen, Schwindel etc. Daraufhin rief ich meinen Mann auf der Arbeit an, der dann sofort da war und den Krankenwagen gerufen hat.

Wie war deine Geburt? Ich habe einen Notkaiserschnitt bekommen, da meine Werte alle sehr schlecht gewesen sind. Mein Blutdruck war auf 230, Nieren- und Leberwerte etc. sehr schlecht. Die Ärzte hatten mich ins Koma gelegt, weil sie dachten, ich bekomme einen Herzinfarkt. Ich kann mich sehr wenig erinnern. Ich weiß nur, dass es mir immer schlechter ging und ich nur Sterne und meinen Opa vor Augen hatte.

Wie war eure erste Begegnung? Ich durfte meine Tochter erst nach fünf Tagen sehen, da meine Werte immer noch sehr kritisch waren. Aber ab dem Moment, als ich sie gesehen habe, war ich ein anderer Mensch. Nicht nur, dass ich von da an Mutter war, nein, ich fühlte erstmalig eine unvorstellbare Liebe, die von Tag zu Tag wächst. Diese Liebe macht mich stark. Stark, um für sie und ihr Wohl zu sorgen. Denn sie ist ein Teil von mir.

Gab es Komplikationen beim Baby? Nein, zum Glück nicht. Sie musste nur zunehmen.

Was war eure größte Sorge? Unsere größte Sorge war, dass meine Werte so lange schlecht blieben.

Wie war euer Krankenhausaufenthalt? Der Krankenhausaufenthalt war klasse. Die Ärzte, Hebammen etc. waren alle sehr nett und hilfreich und haben uns bei allem miteinbezogen.

Habt ihr euch im Krankenhaus gut aufgehoben gefühlt? Ja, sehr gut.

Wie lange wart ihr im Krankenhaus? Ich war 14 Tage im Krankenhaus und meine Tochter 21 Tage.

Was war euer schönster Moment? Mein schönster Moment war, als wir sie vom Krankenhaus abgeholt haben und wir als glückliche und vereinte Familie nach Hause durften.

Was war für euch das Schlimmste? Das Schlimmste war, wenn ich sie im Krankenhaus besucht habe, von morgens bis abends und dann ohne sie wieder nach Hause zu fahren, sie nicht bei mir behalten zu dürfen.

Wie hat sich die Paarbeziehung entwickelt? Super.

Was ging am Entlassungstag in euch vor? Ist ein unbeschreibliches Gefühl. Machen wir alles richtig? Wird es ihr an nichts fehlen? Das waren die Fragen, die uns beschäftigt haben. Da sie im Krankenhaus auch an Maschinen angeschlossen war und dann auf einmal nicht mehr.

Habt ihr zu Hause irgendwelche Vorsichtsmaßnahmen ergriffen? Wir haben unser Zuhause kindgerecht und sicher eingerichtet.

Wird es Folgegeschwister geben? Ich denke nicht, da mir die Ärzte davon abraten. Das Risiko sei sehr hoch, dass ich bei der nächsten Schwangerschaft sterben könnte.

Wie hat sich euer Baby entwickelt, sind Schäden geblieben? Mein Kind hat sich altersentsprechend entwickelt.

Was würdest du anderen Müttern, die Ähnliches erlebt haben, gerne sagen? Man sollte niemals aufgeben. Niemals!

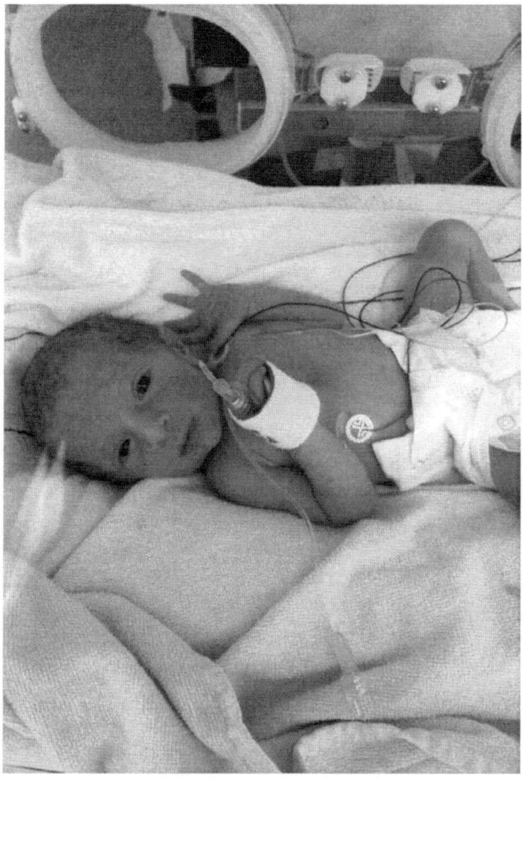

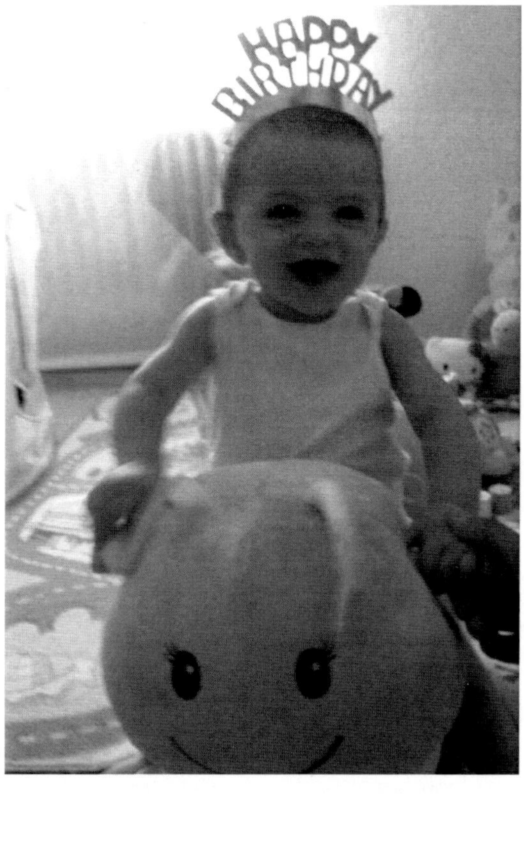

Valerie, 27
Beruf: Einzelhandelskauffrau
Familienstand: verheiratet

Tochter, 17 Monate (Frühgeburt, 25. SSW)
Tochter/Sohn (schwanger in der 34. SSW)

„Das in diesem Kasten sollte eigentlich in meinem Bauch sein."

Was war dein erster Gedanke, als du erfahren hast, dass dein Baby zu früh kommt? Oh nein, warum ich? Hoffentlich schafft es meine Maus.

In welcher Schwangerschaftswoche wurde euer Baby geboren und wie viel wog es? Sie wurde in der SSW 24+6 geboren, war 630 Gramm leicht und 29 Zentimeter klein.

Wie war deine Schwangerschaft, gab es eventuell Komplikationen? Ich hatte bis zum Tag, als ich ins Krankenhaus gekommen bin, eine Traumschwangerschaft, keinerlei Komplikationen. Morgens auf der Arbeit hatte ich starke Rückenschmerzen. Ich dachte, das sei normal. Allerdings wurden die Schmerzen über den Tag so schlimm, dass ich nicht mehr sitzen, stehen, laufen oder liegen konnte. Als dann noch leichte Blutungen dazukamen, sind wir ins Krankenhaus gefahren.

Konntest du dich auf die Geburt vorbereiten oder kam alles sehr plötzlich? Es kam sehr plötzlich. Ich hing morgens noch am Wehenschreiber im Krankenhaus und hatte das erste Mal keine Schmerzen; ich habe sogar noch mit meiner Hebamme telefoniert und ihr berichtet, es sei alles ok. Doch das war es nicht. Nach dem CTG wollte die Ärztin mich sehen. Sie erklärte mir, dass es ein guter Zeitpunkt wäre, das Kind jetzt zu holen, da mein Muttermund aufgegangen sei und ich eine Infektion hatte.

Wie war deine Geburt? Ich habe eine Notsectio bekommen. Ich hatte totale Panik, habe gezittert am ganzen Körper. Mein Mann war bei mir. Ich war auch ganz tapfer, bis ich meine Maus gesehen habe und sie einen Laut von sich gegeben hat, danach habe ich eine Panikattacke bekommen. Ich wurde ohnmächtig und weiß nicht, wie viel Zeit verging, bis ich im Aufwachraum wieder zu mir kam.

Wie war eure erste Begegnung? Es war ein ganz komisches Gefühl. Meine Maus wurde um die Mittagszeit geholt und am Abend bin ich zu ihr hin. Es hat sich irgendwie falsch angefühlt. Das in diesem Kasten sollte eigentlich in meinem Bauch sein. Ich hab ihn mir auch die ganze Zeit gestreichelt, weil ich es nicht verstanden habe, dass mein Baby nicht mehr da drin ist. Ich musste weinen und habe dann meinen ganzen Mut zusammen genommen und meine Hand in den Inkubator gestreckt. Ich fühlte, wie meine Maus atmet und ich war glücklich.

Gab es Komplikationen beim Baby? Sie hatte einen offenen Ductus, also sprich einen Kurzschluss zwischen Herz und großer Körperschlagader, welcher das Blut nicht richtig durch die Lunge zirkulieren ließ. Es wurde versucht, ihn mit Medikamenten zu schließen, leider ohne Erfolg. Sie bekam eine Darminfektion und die Medikamente wurden abgesetzt. Daraufhin wurde der Ductus operativ geschlossen. Außerdem hat sie einmal beim Känguruhen (Kuscheln) aufgehört zu atmen. Sie ist auf mir blau angelaufen, plötzlich war das Zimmer voll mit lauter Ärzten und Schwestern, die mein Kind wiederbelebt haben. Ich stand in der Ecke und habe zugeschaut, bis mich ein Pfleger rausgebracht hat und mich beruhigt hat.

Was war eure größte Sorge? Meine größte Sorge war, dass sie es nicht schafft. Dass etwas passiert und sie aufhört zu kämpfen.

Wie war euer Krankenhausaufenthalt? Es war sehr durchwachsen. Ich selber bin nur fünf Tage nach dem Kaiserschnitt dringelegen. Mir wurde das zu viel. Ich hatte im Zimmer zwei Schwangere liegen, der Anblick war unerträglich. Ich bin lieber jeden Tag gependelt. Bei unserer Maus im Zimmer lagen immer noch zwei bis drei andere Kinder. Mit den Eltern der Kinder haben wir auch heute noch Kontakt. Wir treffen uns regelmäßig.

Habt ihr euch im Krankenhaus gut aufgehoben gefühlt? Das Krankenhaus war wirklich super. Die Hebammen, Schwestern und Ärzte haben mich alle super betreut, und auch auf der Frühchenintensivstation arbeitete ein super Ärzte- und Schwesternteam. Uns wurde alles erklärt. Wenn wir Fragen hatten, konnten wir Ärzte und Schwestern gleichermaßen löchern.

Wie lange wart ihr im Krankenhaus? Wir waren 15 Wochen im Krankenhaus. Einen Tag vor dem errechneten Termin durften wir nach Hause.

Was war euer schönster Moment? Es gibt mehrere. Ganz vorne mit dabei ist für mich der Moment, als sie die Augen öffnete, nach knapp zwei Wochen, und mich anschaute, als wollte sie sagen: „Alles wird gut, Mama, wir schaffen das."

Was war für euch das Schlimmste? Für mich war der schlimmste Augenblick, als sie während dem Kuscheln aufhörte zu atmen und blau anlief. Dieses Bild hat sich in meinem Kopf festgebrannt.

Wie hat sich die Paarbeziehung entwickelt? Während unsere Maus im Krankenhaus lag, sind wir öfter aneinander geraten. Mein Mann hatte zwischenzeitlich Angst, ich könnte den ganzen Druck nicht aushalten und zusammenklappen, deswegen verbot er mir einen Tag in der Woche, ins Krankenhaus zu gehen, was am Anfang sehr schwer war. Im Nachhinein hat mir das wirklich gut getan. Unsere Beziehung wurde durch das Erlebte gestärkt, wir machen auch öfter mal was alleine, ohne Kind.

Was ging am Entlassungstag in euch vor? In erster Linie Freude, dass jetzt endlich, nach 15 Wochen, die ganze Familie zusammen nach Hause darf und wir Weihnachten zusammen in Ruhe feiern und genießen können. Die Entlassung war am 16. Dezember.

Habt ihr zu Hause irgendwelche Vorsichtsmaßnahmen ergriffen? Am Anfang wollten wir keinen verschnupften Besuch, was ziemlich schwer war. Also hatten wir Handdesinfektionsmittel im Bad stehen. Doch an Weihnachten wollte ja jeder mit der Maus kuscheln, so haben wir unsere Bedenken über den Haufen geworfen und es gab keine Vorsichtsmaßnahmen mehr.

Wird es Folgegeschwister geben? Es wird ein Geschwisterchen geben, aktuell bin ich schwanger.

Hast du sehr Angst, dass es wieder ein Frühchen wird? Die Angst ist zwar da, aber ich habe sie sehr weit hinten in meinem Kopf vergraben. Ich versuche, jeden Tag meiner Schwangerschaft voll auszuleben, ohne diese Angst im Nacken. Es kann passieren, es muss aber nicht. Ich stärke mich damit, dass es nicht passiert, und glaube auch fest daran. Bis jetzt gibt es auch keine Komplikationen.

Wie hat sich euer Baby entwickelt, sind Schäden geblieben? Sie ist 13 Monate (korrigiert 10 Monate) alt und isst vom Tisch, krabbelt und läuft auch schon an der Hand. Sie ist ein wenig kleiner und leichter als ein Reifchen, aber sie hat keinerlei bleibende Schäden behalten (außer eine kleine Narbe von ihrer OP), worüber wir sehr glücklich sind.

Was würdest du anderen Müttern, die Ähnliches erlebt haben, gerne sagen? Egal wie aussichtslos es manchmal erscheint, verliert nicht den Mut. Kämpft und seid stark für eure Kinder. Falls ihr nicht mit dem Erlebten klarkommt, ist es auch keine Schande, sich professionelle Hilfe zu suchen.

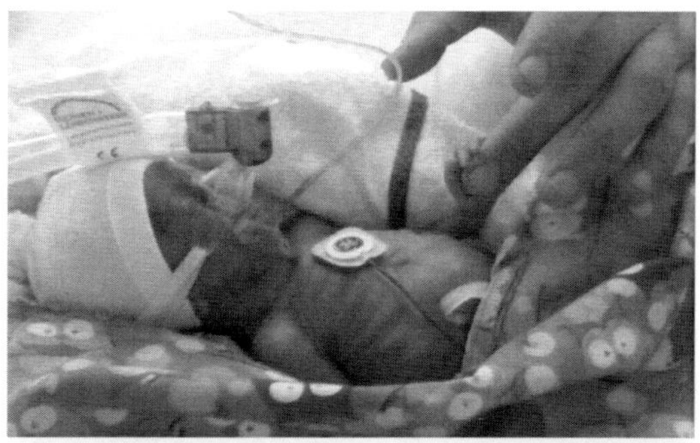

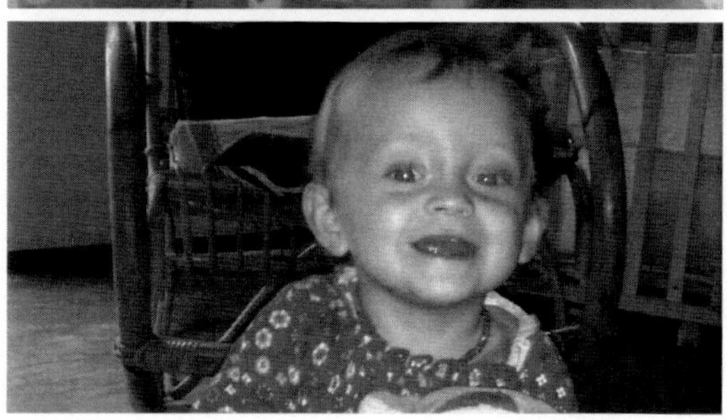

Marlies, 28
Beruf: Betriebsleiterin (in Elternzeit)
Familienstand: verheiratet

„Wir haben beide geweint und waren sehr glücklich, unseren Schatz nach so langer Zeit endlich auf dem Arm halten zu dürfen."

Tochter, vor 4 Jahren (stille Geburt, 20. SSW)
Sohn, 12 Monate (Frühgeburt, 23. SSW)

Was war dein erster Gedanke, als du erfahren hast, dass dein Baby zu früh kommt? Es passiert schon wieder, er wird auch sterben.

In welcher Schwangerschaftswoche wurde euer Baby geboren und wie viel wog es? Mein Sohn wurde nach 22+5 SSW geholt. Er wog 480 Gramm und war 31 Zentimeter klein.

Wie war deine Schwangerschaft, gab es eventuell Komplikationen? Meine Schwangerschaft verlief soweit unauffällig, ich hatte einmal eine Blasenentzündung und hatte im Urin Bakterien. Sonst war aber alles ok.

Konntest du dich auf die Geburten vorbereiten oder kam alles sehr plötzlich? Bei meinem Mädchen kam es sehr plötzlich. Ich bin nur ins Krankenhaus gefahren, weil ich sicher sein wollte, dass alles ok ist, bevor ich am nächsten Tag in den Urlaub fliege. Dann wurde mir gesagt, dass ich Wehen habe, der Muttermund ein Stück offen ist und die Fruchtblase sich nach außen wölbt. Der Arzt sagte, es gibt in dieser frühen Woche keine Möglichkeit etwas zu tun, und mein Baby würde bald auf die Welt kommen. Da diese Diagnose ganz sicher war, habe ich mich entschieden, mit Wehenförderern nachzuhelfen.

Bei der zweiten Schwangerschaft lag ich fünf Tage im Krankenhaus, bevor mein Baby geholt wurde. Wir hatten noch Hoffnung, dass wir eine Cerclage bekommen könnten, doch an dem Tag, an dem all meine Blutwerte wieder in Ordnung waren, riss meine Fruchtblase, und dann ging alles ganz schnell.

Wie war deine Geburt? Ich hatte Angst um mein Kind und auch vor der OP. Die Anästhesistin war am Anfang ziemlich unfreundlich und wurde erst etwas freundlicher, als ich angefangen habe zu weinen und fragte, ob ich denn nun alles richtig machen würde. Am Ende wurde es allerdings eine Vollnarkose, da die PDA einfach nicht wirkte. Als ich dann wieder wach wurde, habe ich geschrien und geweint; ich hatte Angst, dass mein Baby tot ist. Auf dem Weg in den Aufwachraum habe ich meinen Mann gesehen, und er sagte mir, dass unser Baby lebt und er ihn auch schon ganz kurz gesehen hat. Dann erst konnte ich mich beruhigen. Und die Schwester, die mein Bett schob und die ganze Zeit immer wieder sagte, dass mein Junge lebt, konnte mich endlich in den Aufwachraum bringen.

Wie war eure erste Begegnung? Ich wurde noch liegend in meinem Bett zu ihm gebracht. Zuvor hatte ich von der Station ein Bild bekommen und dachte mir noch, dass er gar nicht so klein ist, denn er sah auf dem Bild riesig aus. Dann kam ich an seinen Inkubator und ich war schockiert, wie klein er ist. Ich habe geweint. Teils aus Freude, ihn endlich zu sehen, teils aus Sorge um ihn. Die ganzen Schläuche an ihm und um ihn herum. Ich hatte Angst, dass er leidet. Ich wollte nicht, dass er Schmerzen hat. Aber er lag ganz friedlich da, und die Schwestern und Ärzte waren sehr nett und haben mir alles erklärt.

Gab es Komplikationen beim Baby? Natürlich ging es oft auf und ab. Mein Sohn war sehr lange intubiert, und auch die Verdauung klappte lange nicht richtig, aber das war es auch schon. Wir hatten großes Glück, und mein Baby hat wahnsinnig viel gekämpft. Große Komplikationen wie Hirn- oder Lungenblutungen blieben uns erspart. Auch jetzt, im Nachgang, hat unser Sohn keine Folgeschäden behalten. Er hört super, und auch seine Augen sind gut entwickelt, so dass er vermutlich nicht einmal eine Brille brauchen wird. Er entwickelt sich seinem korrigierten Alter nach entsprechend.

Was war eure größte Sorge? Dass unser Baby nicht überlebt und wir ihn mit unserer Entscheidung, medizinisch alles Mögliche für ihn zu tun, unnötig quälen würden.

Wie war euer Krankenhausaufenthalt? Unser Aufenthalt war alles in allem sehr positiv; aber natürlich war es von Station zu Station unterschiedlich. Die meisten Schwestern waren sehr freundlich und hilfsbereit, und die Ärzte haben uns sehr geduldig alles erklärt, was wir wissen wollten.

Wenn es Geschwisterkinder gibt, wie haben sie darauf reagiert, und wie bist du mit der Doppelbelastung umgegangen? Es gibt keine direkten Geschwister. Nur Halbgeschwister, und die haben sich sehr für mein Baby und seine Gesundheit interessiert.

Habt ihr euch im Krankenhaus gut aufgehoben gefühlt? Ja.

Wie lange wart ihr im Krankenhaus? 123 Tage

Was war euer schönster Moment? Das erste Mal Kuscheln! Wir haben beide geweint und waren sehr glücklich, unseren Schatz nach so langer Zeit endlich auf dem Arm halten zu dürfen. Unser Baby war 73 Tage intubiert, daher haben wir diesen Moment wirklich sehnlichst erwartet.

Was war für euch das Schlimmste? Nicht zu wissen, ob wir unserem Kind helfen oder ihn leiden lassen. Zum Glück weiß ich heute, dass die Zeit für unseren Sohn sicherlich sehr schwer war, aber dass er leben wollte. Er ist ein sehr fröhlicher kleiner Junge, der praktisch immerzu lacht.

Wie hat sich die Paarbeziehung entwickelt? Es war eine schwere Zeit. Ich stand mit vielen Dingen oft alleine da, weil mein Mann in Vollzeit arbeitet, im Schichtdienst. Acht Monate nach der Geburt haben wir geheiratet, es hat sich alles in allem positiv entwickelt.

Was ging am Entlassungstag in euch vor? Ich war nervös; auch diesen Tag habe ich mal wieder alleine erlebt, weil mein Mann gearbeitet hat. Aber ich habe mich sehr gefreut: endlich keine 40 Kilometer mehr, die mich von meinem Baby trennen; keine Schwestern mehr, die um uns herumwuseln; keine anderen Babys, die schreien, oder andere Eltern, die im gleichen Raum sind. Endlich zusammen sein. Es war total schön.

Habt ihr zu Hause irgendwelche Vorsichtsmaßnahmen ergriffen? Ich habe darauf bestanden, einen Überwachungsmonitor mit aus dem Krankenhaus zu nehmen, auch wenn unser Baby ihn ärztlich gesehen nicht mehr brauchte. Ich fühlte mich so einfach sicherer.

Wird es Folgegeschwister geben? Zuerst war ich mir sehr sicher, dass ich mein Glück nicht herausfordern sollte und mein Sohn Einzelkind bleiben soll. Jetzt, ein Jahr nach seiner Geburt, überlegen wir, vielleicht doch nochmal einen Versuch zu starten, mit der Hoffnung, dass diese Schwangerschaft besser verläuft. Zuvor wollen wir dies aber mit meinem Frauenarzt besprechen.

Wenn ja, hast du sehr Angst, dass es wieder ein Frühchen wird? Ich habe sehr große Angst davor. Vor allem, dass das Baby es dann vielleicht nicht schaffen würde.

Was würdest du anderen Müttern, die Ähnliches erlebt haben, gerne sagen? Mein Baby hatte eine Überlebenschance von fünf Prozent, und wenn er überlebt, sagten die Ärzte, wird er sehr wahrscheinlich schwerstbehindert sein. Unser Sohn ist nun zwölf Monate (korrigiert acht Monate) alt und er lebt und hat keinerlei Behinderungen. Glaubt an eure Kinder, sie sind so viel stärker, als wir es annehmen. Was sie in dieser schweren Zeit am meisten brauchen, ist viel Liebe und Nähe. Nehmt euch Zeit und seid für die kleinen Mäuse da. Sie werden es euch danken.

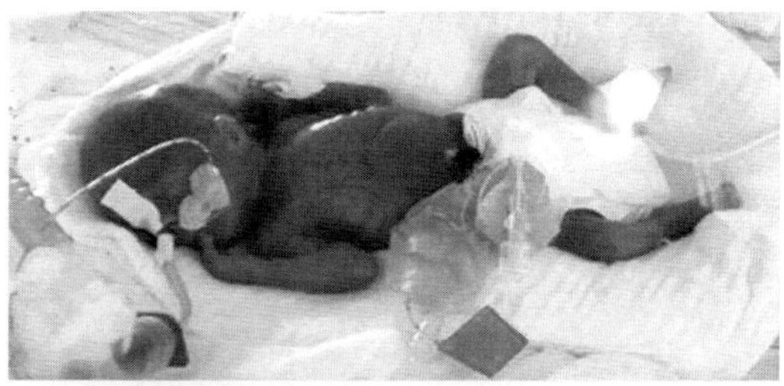

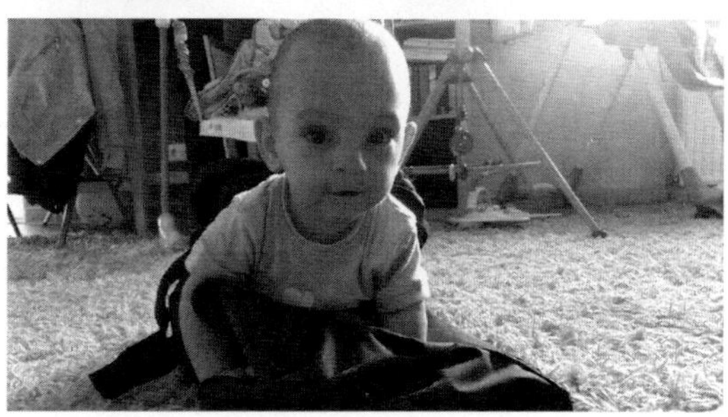

Christine, 29
Beruf: Bürokauffrau
Familienstand: verheiratet

Tochter, 13,5 Monate (Frühgeburt, 32. SSW)

„Ich war immer in der Hoffnung, bis zum Schluss durchzuhalten."

Was war dein erster Gedanke, als du erfahren hast, dass dein Baby zu früh kommt? Als ich in der 25. SSW ins Krankenhaus kam, hatte ich noch nicht das Gefühl, dass sie bald kommen würde. Wir beide hielten durch bis zur 32. SSW und dann ging alles sehr schnell. Von daher gab es nicht wirklich einen ersten Gedanken über ein Frühchen. Ich war immer in der Hoffnung, bis zum Schluss durchzuhalten.

In welcher Schwangerschaftswoche wurde euer Baby geboren und wie viel wog es? 31+4 SSW, 1.830 Gramm

Wie war deine Schwangerschaft, gab es eventuell Komplikationen? Bis zur 25. SSW lief alles ohne Probleme. Dann ging ich wegen leichten Blutungen zu meiner Frauenärztin. Die hat dann festgestellt, dass sich mein Gebärmutterhals (Cervix) verkürzt hatte und bereits eine leichte Trichterbildung zu sehen war. Vorsorglich schickte sie mich ins Krankenhaus. Dort lag ich dann insgesamt sieben Wochen. Die ersten zweieinhalb Wochen mit gelockerter Bettruhe. Sprich: Duschen und Toilette, ansonsten nur liegen.

Nach der dritten Untersuchung haben sie dann festgestellt, dass ich eine starke Trichterbildung hatte und meine Cervix sich auf 5 Millimeter verkürzt hatte. Ich bekam strenge Bettruhe und die Beine wurden hochgelegt. Nach zwei Tagen kam ein Arzt zu mir und sagte, dass sie mich operieren wollen. Ich bekam eine Cerclage mit komplettem Muttermundverschluss. Ich hatte totale Angst vor dieser OP. Ich lag zum ersten Mal in meinem Leben im Krankenhaus, dann gleich so lange und direkt eine OP. Das war ganz schön viel für meine Nerven.

Meine Kleine und ich hatten die OP gut überstanden. Um zu sehen, ob alles stabil bleibt, durfte ich nach vier Tagen wieder aufstehen und mich belasten. Bei der nächsten Untersuchung dann wieder der Schock. Es war wieder nicht stabil. Ich entschloss mich, nichts mehr auszuprobieren. Ich wollte nur noch liegenbleiben und nur noch zum Toilettengang aufstehen. Das hielten wir dann noch ungefähr drei Wochen durch.

Konntest du dich auf die Geburt vorbereiten oder kam alles sehr plötzlich? Nein, es ging relativ schnell.

Wie war deine Geburt? Am Tag der Geburt ging es mir den ganzen Tag schon nicht so gut, und als mein Mann mich besuchen kam, bekam ich plötzlich ein Ziehen im Unterleib, das immer schlimmer wurde. Auf dem CTG waren keine Wehen zu erkennen. Dann holten sie mich ab und brachten mich in den Kreißsaal. Dort am CTG waren die Wehen sichtbar. Ich hing eine Stunde am Wehenhemmertropf, aber das brachte nichts.

Der Arzt untersuchte mich nochmals und stellte fest, dass ich zu wenig Fruchtwasser hatte und ganz viele Keime in meinem Abstrich waren. Sie entschlossen sich zum Kaiserschnitt. Ich verlangte eine Vollnarkose. Ich war froh, dass die Qualen endlich vorbei waren, allerdings hatte ich große Angst und wollte wissen, wie es meiner Kleinen geht.

Wie war eure erste Begegnung? Ich durfte sie leider erst einen Tag später sehen. Alles kam mir so fremd vor. Ich hatte keinen richtigen Bezug zu ihr.

Gab es Komplikationen beim Baby? Da sie bei der Geburt nicht selbstständig atmen wollte, wurde sie vorsichtshalber drei Tage intubiert. Aber ansonsten gab es keine Komplikationen. Zum Glück.

Was war eure größte Sorge? Ich hatte keine Sorge. Ich wusste, dass es ihr gut geht.

Wie war euer Krankenhausaufenthalt? Lange und anstrengend. Nachdem sie aber konstant stabil war und stetig an Gewicht zunahm, wurde sie mit knapp drei Kilogramm zwei Wochen vor dem Entbindungstermin entlassen.

Habt ihr euch im Krankenhaus gut aufgehoben gefühlt? In der Zeit, in der ich im Krankenhaus lag, nicht immer. Aber die Intensivstation und auch die Frühchenstation waren einfach top. Sehr hilfsbereit, verständnisvoll und fürsorglich.

Wie lange wart ihr im Krankenhaus? Ich lag knapp sieben Wochen (weitgehend vor der Geburt) und meine Maus sechs Wochen.

Was war euer schönster Moment? Das erste Mal Känguruhen.

Was war für euch das Schlimmste? Während der Schwangerschaft die ständig schlechten Nachrichten. Nach der Geburt meine Maus so schwach und hilflos liegen zu sehen und zu wissen, dass man nichts machen kann außer warten und hoffen, dass es schnell bergauf geht. Und die Verabschiedung jeden Abend.

Wie hat sich die Paarbeziehung entwickelt? Sie hat sich gestärkt.

Was ging am Entlassungstag in euch vor? Freude pur und wir hofften, dass wir alles zu Hause haben und alles richtig machen. Schließlich hatte man so lange Hilfe und plötzlich muss man alles „allein" machen.

Habt ihr zu Hause irgendwelche Vorsichtsmaßnahmen ergriffen? Anfangs waren wir übervorsichtig im Umgang mit ihr. Vorsichtsmaßnahmen haben wir keine ergriffen.

Wird es Folgegeschwister geben? Der Wunsch war immer da. Auch nach dem ganzen Stress, den ich hatte, dachte ich viel über ein zweites Kind nach. Aber meine Kleine ist zurzeit so anstrengend, dass ich im Moment etwas am Zweifeln bin, ob ich das schaffen würde. Aber wir haben ja noch ein paar Jahre Zeit, und bis dahin kann sich meine Meinung auch wieder ändern

Wenn ja, hast du sehr Angst, dass es wieder ein Frühchen wird? Da die Ärzte eine Bindegewebsschwäche vermuten und man nicht weiß, ob ich die gleiche Prozedur wieder mitmachen muss, ist die Angst da. Zugleich ist aber auch Hoffnung da, da es ja nicht wieder so kommen muss und es auch Medikamente gibt, die bei mir evtl. helfen könnten.

Wie hat sich euer Baby entwickelt, sind Schäden geblieben? Von der Motorik her ist sie altersentsprechend entwickelt. Mit dem Sprechen muss man vom korrigierten Alter (11,5 Monate) ausgehen.

Was würdest du anderen Müttern, die Ähnliches erlebt haben, gerne sagen? In jedem Frühchen steckt ein/e wahre/r Kämpfer/in und wir können stolz auf unsere Mäuse sein.

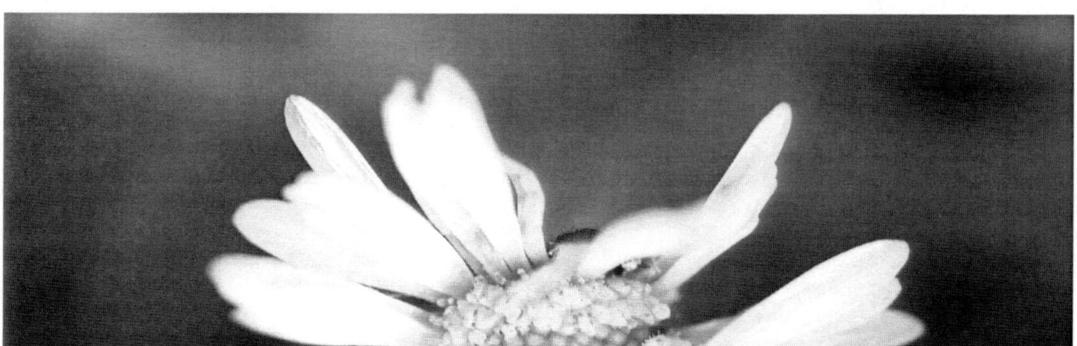

Jasmin, 29
Beruf: Erzieherin
Familienstand: verheiratet (seit 5 Jahren)

Tochter, 4 Jahre
Sohn, 4 Monate (Frühgeburt, 29. SSW)

„Eine Handvoll Leben, die ein paar Tage vorher noch in meinem Bauch gewesen war, lag nun auf meiner Brust."

Was war dein erster Gedanke, als du erfahren hast, dass dein Baby zu früh kommt? Ich hatte Angst, dass er per Kaiserschnitt geholt werden müsste, was ich absolut nicht wollte. Ebenfalls habe ich mir Sorgen gemacht, ob er das alles gut übersteht, denn zehn Wochen weniger im Bauch sind ja schon eine lange Zeit. Ich hatte Angst, dass er nicht atmen kann, dass er noch viel zu klein zum Leben außerhalb des Bauches ist und das alles nicht überlebt.

In welcher Schwangerschaftswoche wurde euer Baby geboren und wie viel wog es? Mein Sohn kam in der 29. SSW mit wenigen 1.450 Gramm auf die Welt!

Wie war deine Schwangerschaft, gab es eventuell Komplikationen? Meine Schwangerschaft war von Anfang an schwierig. Ich hatte immer wieder Blutungen, die sich mein Arzt nicht erklären konnte. Dann bekam ich einen Polyp am Gebärmutterhals, und in der 24. SSW musste ich für zwei Wochen ins Krankenhaus, weil ich sehr starke Blutungen hatte, sich mein Gebärmutterhals verkürzt und sich ein Trichter gebildet hatte. Nach dem Krankenhausbesuch hatte ich eine ziemlich schlimme Pilzinfektion.

Konntest du dich auf die Geburt vorbereiten oder kam alles sehr plötzlich? Nein, vorbereiten konnte ich mich nicht. Es ging alles sehr schnell und ich wurde mit allem überrumpelt. Ich bin mit leichten Schmerzen und Blutungen zum Arzt gegangen, und da war der Muttermund schon sieben Zentimeter offen. Als ich danach direkt ins Krankenhaus gekommen bin, dauerte es keine zwei Stunden mehr und er erblickte das Licht der Welt.

Wie war deine Geburt? Die Geburt meines Sohnes war sehr schön und schnell. Die Wehen waren sehr gut auszuhalten, und auch als die Geburt dann in die Endphase ging, war alles sehr gut auszuhalten.

Wie war eure erste Begegnung? Leider sehr kurz. Direkt nach der Geburt habe ich nur die Füße von ihm gesehen, und dann wurde er schon auf die Intensivstation gebracht. Erst drei Tage später durfte ich ihn das erste Mal auf den Arm nehmen. Es war ein sehr bewegender Augenblick! Ein ganz kleines, dünnes Baby, über und über mit lauter Kabeln versehen, wurde mir auf die Brust gelegt. Er war so leicht, dass ich ihn gar nicht gemerkt habe.

Eine Handvoll Leben, die ein paar Tage vorher noch in meinem Bauch gewesen war, lag nun auf meiner Brust. Leider waren die zwei Stunden dann viel zu schnell zu Ende, und er musste wieder in den Brutkasten. Ihn dann wieder von mir weglegen zu müssen, brach mir das Herz. Er war viel zu klein, um zu schreien, und so kamen nur ganz leichte und leise Geräusche von ihm, als die Krankenschwester ihn wieder in den Brustkasten legte. Diesen Augenblick werde ich nie vergessen.

Gab es Komplikationen beim Baby? Nein, er hat von Anfang an alleine geatmet und hatte keine großen Probleme, wenn man das bei einem Frühchen sagen kann, in das Leben außerhalb des Bauches zu starten.

Was war eure größte Sorge? Dass er nicht an Gewicht zunimmt, dass seine Organe und vor allem sein Herz noch viel zu schwach sind. Ebenso hatten wir Sorge, ob er Folgeschäden haben wird, ob er für immer sehr in seiner Entwicklung zurück sein wird.

Wie war euer Krankenhausaufenthalt? Seit der Geburt bestand unser Leben nur noch aus: zu Hause schlafen und essen, zum Krankenhaus und wieder zurück. Dazu kam, dass unsere große Tochter ja auch versorgt werden musste. Da mein Mann arbeiten war, mussten wir alles immer sehr gut organisieren. Wenn mein Mann im Krankenhaus war, blieb ich zu Hause und umgekehrt. Die Stunden im

Krankenhaus waren schön, weil wir unseren Sohn sehen konnten, aber dennoch waren wir von den Ereignissen der Frühgeburt so überrumpelt, dass wir einfach nur funktionierten und eigentlich gar nicht richtig begriffen haben, was da eigentlich passiert war.

Oft haben wir uns alleine gelassen gefühlt. Ihn jedes Mal in seinem Bettchen zu sehen und zu wissen, dass wir wieder ohne Kind gehen müssen, brach uns jedes Mal das Herz aufs Neue. Es ist das Schlimmste, was einer Mutter passieren kann: das Krankenhaus ohne sein Kind zu verlassen. Dennoch war es so schön zu sehen, wie er sich von Besuch zu Besuch entwickelte und so schnelle und gute Fortschritte machte. Manchmal erzählten wir ihm vom Tag oder was so passiert ist. Mein Mann sang ihm oft etwas vor und manchmal hielten wir einfach schlafend vor lauter Erschöpfung seine Hand.

Es war eine Zeit, die wir nicht noch mal erleben möchten. Es war eine Zeit der Trauer, der Hoffnung, der Tränen, der Sorgen und der völligen Erschöpfung. Eine Zeit, die uns sehr geprägt hat und die wir bis heute noch nicht richtig realisiert haben.

Wie hat das Geschwisterkind darauf reagiert, und wie bist du mit der Doppelbelastung umgegangen? Meine Tochter hat sehr gut darauf reagiert und hat sich immer darauf gefreut, ihn zu besuchen. Abends, wenn sie ins Bett ging, wollte sie auch beten, dass Gott auf ihren Bruder aufpasst. Ich bin mit der Doppelbelastung über meine Grenzen gegangen. Ich habe nur funktioniert und habe bis heute das Gefühl, dass ich keinem meiner Kinder gerecht geworden bin.

Habt ihr euch im Krankenhaus gut aufgehoben gefühlt? Als Eltern hatten wir oft das Gefühl, dass wir nicht gut informiert werden. Da auf der Station zu wenig Schwestern gearbeitet haben und diese viel zu tun hatten, konnten sie nicht immer für uns da sein. Dennoch war jede Schwester total lieb im Umgang mit ihrem kleinen Bruder, was uns die Situation sehr erleichtert hat.

Wie lange wart ihr im Krankenhaus? Vom Tag der Geburt bis zur Entlassung waren es fünf Wochen.

Was war euer schönster Moment? Als die Ärztin den einen Tag plötzlich meinte, dass wir ihn am nächsten Tag mit nach Hause nehmen dürfen.

Was war für euch das Schlimmste? Unseren Sohn so klein und hilflos mit den ganzen Kabeln in dem Brustkasten zu sehen. Zu wissen, ihn dalassen zu müssen und nichts machen zu können.

Wie hat sich die Paarbeziehung entwickelt? Mein Mann und ich haben uns in der Zeit sehr wenig gesehen. Wenn wir uns gesehen haben, haben wir vor lauter Erschöpfung, Müdigkeit und Hilflosigkeit nur gestritten. Es war in dieser Zeit eine echte Probe für unsere Ehe, von der wir uns bis heute nicht wirklich erholt haben. Was uns heute hilft, ist darüber zu reden.

Was ging am Entlassungstag in euch vor? Wie wird das? Wie erkennen wir, wie es ihm geht? Was ist, wenn Komplikationen auftreten? Ist er wirklich schon so fit, um nach Hause zu kommen? Wie wird die große Schwester das aufnehmen? Werden wir einen guten Alltag für uns finden? Gibt es viele Nachuntersuchungen?

Habt ihr zu Hause irgendwelche Vorsichtsmaßnahmen ergriffen? Nein.

Wird es Folgegeschwister geben? Ja, es wird auf jeden Fall noch Folgegeschwister geben.

Wenn ja, hast du sehr Angst, dass es wieder ein Frühchen wird? Ich habe sehr Angst, dass es wieder ein Frühchen wird!

Wie hat sich dein Baby entwickelt, sind Schäden geblieben? Mein Sohn hat sich gut entwickelt. Es sind keine bleibenden Schäden festgestellt worden. Er hat von Anfang an alleine geatmet und gut zugenommen. Jetzt ist er zwölf Wochen alt, ca. 56 Zentimeter groß und wiegt 4.100 Gramm. Alle Organe sind gut entwickelt, und er wächst und wächst.

Was würdest du anderen Müttern, die Ähnliches erlebt haben, gerne sagen? Ich würde ihnen Mut machen. Auch wenn es so aussichtlos aussieht: Trotzdem nicht den Mut verlieren! Auch die ganz kleinen positiven Fortschritte des Babys sehen, Tagebuch führen, mit vielen Leuten reden, Gefühle zu- und rauslassen, genug essen und schlafen, ab und zu abschalten und ein warmes Bad nehmen oder spazierengehen, Fototagebuch vom Baby machen, sich eine gute Hebamme holen, sich keine Vorwürfe machen.

Julia, 29
Beruf: Bürokauffrau
Familienstand: ledig, alleinerziehend

Tochter, vor 3,5 Jahren (stille Geburt in der 18. SSW)
Tochter, 7 Jahre
Sohn, 6 Monate (Frühgeburt, 30. SSW)

„Dann, das erste Mal auf der Brust, und die Tränen flossen."

Was war dein erster Gedanke, als du erfahren hast, dass dein Baby zu früh kommt? Bitte lass ihn leben. Ich hatte einen vorzeitigen Blasensprung in der 23+5 SSW, meine Fehlgeburt fing damals auch so an, allerdings bei 16+5 SSW. Alles kam wieder hoch an dem Tag.

In welcher Schwangerschaftswoche wurde euer Baby geboren und wie viel wog es? Mein Sohn wurde in der 29+5 SSW geboren und wog 1.440 Gramm.

Wie waren deine Schwangerschaften, gab es eventuell Komplikationen? Meine erste Schwangerschaft war komplikationslos bis auf starke Übelkeit und Erbrechen bis zur 12. Schwangerschaftswoche. Meine zweite Schwangerschaft war komplikationsreich – ich hatte starke Übelkeit, Erbrechen und immer wieder Blutungen. Diese Schwangerschaft endete bei 17+1 mit einer Totgeburt. Meine dritte Schwangerschaft verlief bis 12+3 SSW komplikationslos, danach Blutungen bis 13+4 SSW. Zwischen 13+5 SSW und 23+4 SSW war alles wieder komplikationslos, danach vorzeitiger Blasensprung. Im Krankenhaus musste ich dann viele Wochen nur liegen, jeden Tag bekam ich dreimal Antibiotika und einmal Blutabnahme und immer wieder hatte ich heftige Blutungen. Bei 29+5 SSW hatte ich einen Notkaiserschnitt wegen schwerer Infektion.

Konntest du dich auf die Geburt vorbereiten oder kam alles sehr plötzlich? Ich konnte mich wochenlang darauf vorbereiten, dass mein Sohn definitiv zu früh kommt. In welcher Woche, war allerdings ungewiss. Als dann an einem Sonntagfrüh heftige Wehen anfingen und diese nicht mehr zu stoppen waren trotz starker Mittel, musste er per Notkaiserschnitt gegen Mittag geholt werden.

Wie waren deine Geburten? Die erste Geburt war ein Traum, sechs Stunden Wehen und ich hielt eine bezaubernde Tochter im Arm. Die zweite war der Horror, Schmerzen ertragen für ein Kind, das nie leben würde. Die dritte war auch voller Angst. Durch den Kaiserschnitt konnte ich mein Kind erst am nächsten Tag sehen; die Ungewissheit, ob es überleben wird, trieb mich in den Wahnsinn.

Wie war eure erste Begegnung? Tränenreich ... ohne dass ich ihn je zuvor gesehen hatte, liebte ich ihn trotz der gefühlten 1.000 Schläuche und Kabel sofort auf den ersten Blick. Ich hatte Tränen vor Freude wie auch aus tiefer Trauer in meinen Augen. Was musste so ein kleiner Körper alles ertragen, um am Leben zu bleiben. Mein Sohn war durch die Infektion sehr schwer krank und sein Leben hing am seidenen Faden.

Gab es Komplikationen beim Baby? Etliche. Mehrere Lungenrisse, Beatmungsschwierigkeiten, schwere Infektion, Thrombosen, Lungenembolie, zweimal Blutvergiftung, Bluttransfusion, Verstopfung, Probleme mit der Galle und der Leber, Verdauungsschwierigkeiten, Lungenentzündung, Hirnblutung, Unverträglichkeit von Venenkathetern, Blasenentzündung.

Was war eure größte Sorge? Dass er es einfach nicht schaffen wird, wie es die Ärztin prophezeite. Oder, wie ein Arzt meinte, dass er immer Probleme mit der Lunge haben wird und mit Sauerstoff heimgehen wird. Beides traf Gottseidank nicht ein.

Wie war euer Krankenhausaufenthalt? Im Krankenhaus waren alle unwahrscheinlich nett. Dennoch hatte man jeden Tag Angst, zu seinem Baby zu kommen, weil man immer wieder eine Hiobsbotschaft erfuhr. Ich bin trotzdem unendlich dankbar für das, was sie geleistet haben. Die Uniklinik ermöglichte dann, als mein Kind nur noch trinken lernen musste, dass er ins heimatnahe Krankenhaus verlegt wird. Somit waren es nur noch 12 Kilometer statt 72, die man täglich oder jeden zweiten Tag fahren musste. Ich konnte ab dann jeden Tag bei meinem Sohn sein, seine Schwester durfte ihn mitbesuchen und schon bald durfte ich mit einziehen. Dies alles machte es erträglicher, die letzten Wochen bis zur Entlassung zu verkraften.

Wie hat das Geschwisterkind darauf reagiert, und wie bist du mit der Doppelbelastung umgegangen? Die große Schwester war sehr einfühlsam und zeigte mit ihren sieben Jahren viel Verständnis. Sie liebte ihren Bruder über alles, und dafür bin ich ihr sehr, sehr dankbar. Nicht einmal zeigte sie Eifersucht. Sie betete jeden Tag, damit er weiterkämpft.

Habt ihr euch im Krankenhaus gut aufgehoben gefühlt? Ja, sehr gut, und ich habe den Ärzten vollends vertraut.

Wie lange wart ihr im Krankenhaus? Neun Wochen.

Was war euer schönster Moment? Als ich ihn nach vier Wochen endlich auf die Brust bekommen konnte. Vorher durfte ich ihn nur durch die Öffnungen des Brutkastens vorsichtig kurz berühren. Es war schmerzlich, ihn nicht rausnehmen zu dürfen. Dann, das erste Mal auf der Brust, und die Tränen flossen.

Was war für euch das Schlimmste? Sein Rückfall, ihn vollgepumpt mit Medikamenten wieder an der Beatmungsmaschine zu sehen, aufgequollen und wieder in Narkose gelegt ... nachdem es ihm eineinhalb Wochen richtig gut gegangen war - ein schlimmer Rückschlag.

Wie hat sich die Paarbeziehung entwickelt? Der Vater des Kindes hielt die Belastung nicht aus und ließ mich noch mit Baby im Bauch im Krankenhaus sitzen und zog zu einer Neuen.

Was ging am Entlassungstag in euch vor? Gemischte Gefühle. Zum einen hatte ich Angst, die vertrauten Monitore würden nun nicht mehr sein, die den Herzschlag, die Sauerstoffsättigung usw. anzeigten. Nix würde piepen, falls doch mal was wäre. Zum anderen aber endlich raus, nach Hause und zur Ruhe kommen. Mein Baby musste nicht mehr „gequält" werden, was natürlich alles nur zu seinem Besten war.

Habt ihr zu Hause irgendwelche Vorsichtsmaßnahmen ergriffen? Da ich vorher wusste, dass ich nicht schlafen kann, wenn wir komplett ohne Überwachung sein werden, da er auch so schlimm lungenkrank war, habe ich eine Überwachungsmatte gekauft. So konnte ich ruhiger schlafen.

Wird es Folgegeschwister geben? Nein, dies ist nicht mehr möglich aufgrund meiner Gesundheit.

Wie hat sich euer Baby entwickelt, sind bleibende Schäden entstanden? Das kann noch keiner sagen.

Was würdest du anderen Müttern, die Ähnliches erlebt haben, gerne sagen? Bleibt stark für euer Kind, die Kleinen kämpfen, was das Zeug hält. Kämpft mit ihnen zusammen.

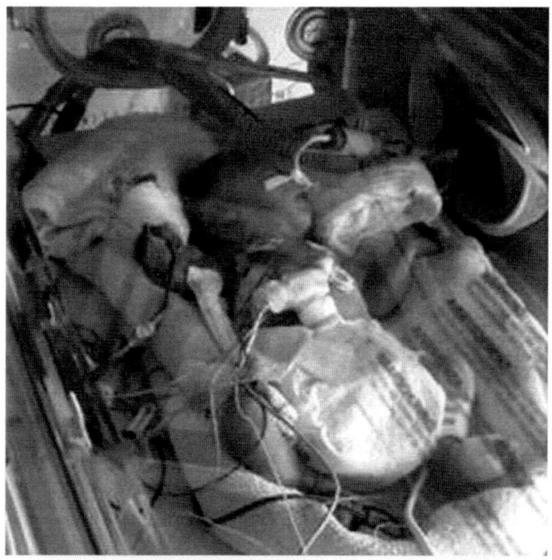

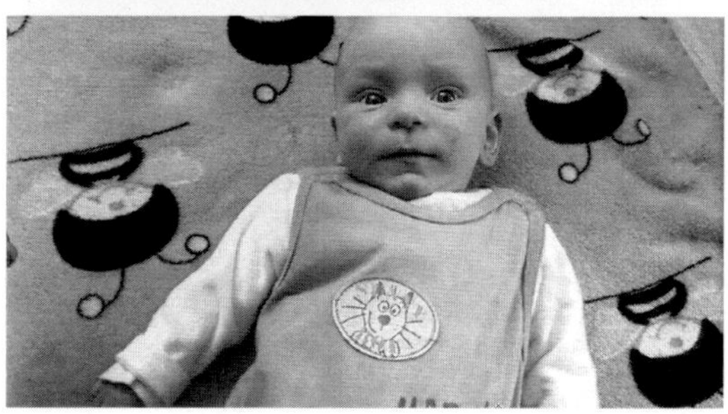

Sabine, 32
Beruf: Hauswirtschafterin
Familienstand: ledig

Tochter, 8 Jahre
Tochter, 14 Monate (Frühgeburt, 28. SSW)

„Da ich auf der Intensivstation war, konnte und durfte ich mein Baby nicht sehen."

Was war dein erster Gedanke, als du erfahren hast, dass dein Baby zu früh kommt? Es ist noch viel zu früh, das kann doch noch nicht leben.

In welcher Schwangerschaftswoche wurde euer Baby geboren und wie viel wog es? SSW 28 und 40 Zentimeter groß. Ihr Gewicht war 900 Gramm.

Wie war deine Schwangerschaft, gab es eventuell Komplikationen? Die ganze Schwangerschaft war normal. Keine Komplikationen bis zur akuten Entwicklung eines HELLP-Syndroms.

Konntest du dich auf die Geburt vorbereiten oder kam alles sehr plötzlich? Ich konnte mich nicht vorbereiten. Ich hatte das HELLP-Syndrom: Oberbauchschmerzen und Brechen. Einen Blutdruck von 235 zu 195.

Wie war deine Geburt? Erschreckend. Mit Notsectio. Voller Angst und Panik. Es war, als würde alles neben mir herlaufen.

Wie war eure erste Begegnung? Nach zwei Tagen wurde ich von der Intensiv mit einem Rollstuhl zur Frühchenstation gebracht. Es war so traurig und erschreckend; aber auch voller Freude, dass sie es geschafft hat; leider zu kurz, da ich noch Blutarmut hatte.

Gab es Komplikationen beim Baby? Sie hatte Untergewicht, wollte erst nicht essen, hat die Nahrung erbrochen. Das Kindspech kam über mehrere Tage. Und sie hat den CPAP bekommen.

Was war eure größte Sorge? Das mein Baby es nicht schafft.

Wie war euer Krankenhausaufenthalt? Ganz gut. Auf der Intensivstation waren alle sehr kompetent. Und auf meiner Station bin ich extra auf ein Zimmer ohne Babys gekommen.

Wie hat das Geschwisterkind darauf reagiert, und wie bist du mit der Doppelbelastung umgegangen? So lange meine große Tochter nicht wusste, was los ist und wie es mir geht, war sie bei der Uroma; die hat ihr viel Halt gegeben und getröstet. Als sie erfuhr, dass ihre Schwester da ist und dass es Mama gut geht, hat man gesehen, dass sie erleichtert war. Nach ein paar Tagen bin ich dann mit ihr zu ihrer Schwester, und sie hatte Angst, weil sie so klein war.

Nach dem dritten Besuch hat sich das gelegt, und sie war sehr stolz; aber das war auch nur möglich mit viel Reden. Ich habe alles ganz relaxed gesehen. Naja, was soll man auch machen, auf der Intensivstation? Und selbst krank?

Das war auch nur möglich, da meine Familie mich zu 100 Prozent unterstützt hat mit meiner großen Tochter. Was auch später noch so war, als ich die Wochen jeden Tag 30 Kilometer (ein Weg) gefahren bin, war ich auch ganz entspannt. Ich habe mir gedacht: „Zum Glück geht es uns gut." Wozu Stress machen? Damit tue ich meinen Kindern keinen Gefallen. Meine Große war so froh gewesen, dass Mama endlich zu Hause ist, dass sie mir nicht mehr von der Seite gewichen ist.

Habt ihr euch im Krankenhaus gut aufgehoben gefühlt? Die Station war super; es gab tolle und verständnisvolle Schwestern, für alles offen.

Wie lange wart ihr im Krankenhaus? Ich war drei Wochen da und dann auf einem Elternzimmer für zwei Wochen. Mein Baby musste drei Wochen länger da bleiben. In der Zeit, wo meine Kleine noch im Krankenhaus war und ich zu Hause, bin ich jeden Tag für sechs bis acht Stunden ins Krankenhaus gefahren, um so viel Zeit wie möglich mit meinem Baby zu verbringen.

Was war euer schönster Moment? Das erste Mal mein Baby zu sehen und zu känguruhen.

Was war für euch das Schlimmste? Da ich auf der Intensivstation war, konnte und durfte ich mein Baby nicht sehen.

Wie hat sich die Paarbeziehung entwickelt? Ich bin alleinerziehende Mama.

Was ging am Entlassungstag in euch vor? Freude und die Hoffnung, dass es endlich nicht mehr so stressig ist

Habt ihr zu Hause irgendwelche Vorsichtsmaßnahmen ergriffen? Nein, ich habe mir nur so schnell es ging extra Frühgeborenenkleidung und eine Wärmelampe gekauft.

Wird es Folgegeschwister geben? Nein, da ich meine erste Tochter mit Notkaiserschnitt bekommen habe und meine zweite Entbindung noch viel schlimmer war.

Wie hat sich euer Baby entwickelt, sind Schäden geblieben? Meine Kleine ist jetzt – bei einem tatsächlichen Alter von 14 Monaten und einem korrigierten von 12 Monaten – wie ein Jahr entwickelt. Sie ist topfit, hat keine Schäden behalten. Zum Glück. Ich hätte niemals gedacht, dass sie sich so gut macht, sie ist mein kleines Wunder. Klar ist sie kleiner als andere und zierlicher.

Was würdest du anderen Müttern, die Ähnliches erlebt haben, gerne sagen? Es ist schwer, die richtigen Worte zu finden, aber es ist wichtig, nie die Hoffnung aufzugeben und immer die kleinen Fortschritte vom Baby zu sehen. Viel Halt von der Familie gibt Stärke.

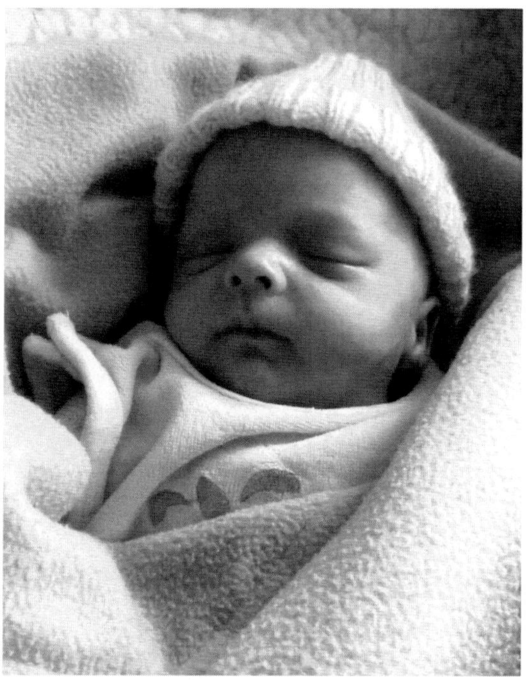

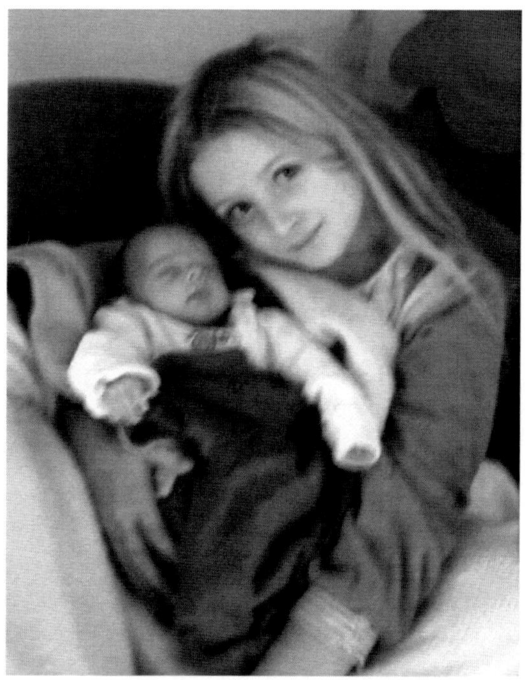

Eike, 34
Beruf: Sozialarbeiterin (in Elternzeit)
Familienstand: ledig

Tochter, 9 Jahre
Tochter und Tochter, 6,5 Monate (Zwillinge, Frühgeburt, 34. SSW)

„Diese Trennung hat mich zermartert."

Was war dein erster Gedanke, als du erfahren hast, dass deine Babys zu früh kommen? „Scheiße!"

In welcher Schwangerschaftswoche wurden deine Babys geboren und wie viel wogen sie? 33+5 SSW, 1.580 und 2.250 Gramm

Wie waren deine Schwangerschaften, gab es eventuell Komplikationen? Die erste Schwangerschaft war total schön und ohne jegliche Komplikationen. Meine Tochter kam in der 39+0 SSW. Ich hatte spontan Wehen, hatte aber eine Sectio, da ich nicht spontan gebären durfte, wegen einer Raumforderung im linken Temporallappen (Tumor im Kopf), und die Diagnose damals noch frisch war.

Die zweite Schwangerschaft war beschwerlicher. Vielleicht, weil ich neun Jahre älter war, vielleicht, weil es Zwillinge waren? Ich musste in der 25. SSW wegen „drohender Frühgeburt" in die Klinik und bekam die Lungenreifungsspritze für die beiden Mädchen.

Während des Aufenthalts wurde die Verdachtsdiagnose FFTS (Feto-fetales Transfusionssyndrom) gestellt. Ich durfte zwar ein paar Tage später nach Hause, hatte aber weiterhin Bettruhe und musste regelmäßig in die Klinik zur Spezialistin.

Mein Bauch war wirklich groß. Ich hatte zu viel Fruchtwasser, aber das wurde leider ignoriert. In der 33+3 SSW bekam ich Wehen und fuhr in die Klinik. Dort musste ich zwei Tage lang vor mich hinvegetieren, den ursprünglich von mir abgelehnten Glukosetoleranztest machen und mich punktieren lassen, natürlich gab es auch direkt Wehenhemmer.

Die Herztöne meiner Kinder waren dann nach der Punktion so schlecht, dass sie mich kurzerhand in den OP geschoben haben.

Konntest du dich auf die Geburt vorbereiten oder kam alles sehr plötzlich? Ich war nicht vorbereitet.

Wie waren deine Geburten? Es war beide Male eine OP. Ich nenne das nicht Geburt, da es für mich keine ist.

Wie war eure erste Begegnung? Im OP durfte ich meine Kinder nicht sehen. Erst vier Stunden später! Sie lagen beide im Inkubator. Getrennte Betten in getrennten Zimmern. Ich habe geweint. Nicht einmal in ihrem Leid haben sie sie nebeneinander liegen lassen, sie durften nicht beieinander sein. Es hat mir das Herz zerrissen. Erst am Tag danach durfte ich mal kurz die Hand in den Inkubator legen. Und einen weiteren Tag später durfte ich dann ein Kind auf den Arm nehmen. Diese Trennung hat mich zermartert.

Gab es Komplikationen bei den Babys? Nicht wirklich.

Was war eure größte Sorge? Es war unklar, wie es den beiden wirklich ging und wie lange sie auf der „Neo" (Neugeborenenstation) würden bleiben müssen. Ich wollte einfach nur mit ihnen nach Hause.

Wie war euer Krankenhausaufenthalt? Der war unterirdisch. Es hat sich niemand um mich als Mutter gekümmert. Auf der „Neo" wurde ich z.B. von einer Schwester angeschrien, weil ich in die Akte meiner Tochter gesehen habe. (Im Patientenzimmer, andere Eltern waren dabei.)

Das Abpumpen musste ich auch allein regeln. Es gab gar keine Unterstützung, in keiner Weise. Einem meiner Kinder wurde „aus Versehen" die doppelte Dosis von einem Antibiotikum gegeben.

Ich war zufällig dabei, als die Schwester mit einer Flasche „Pre-Nahrung" hereinkam und das füttern wollte, obwohl ich mir 'nen Wolf gepumpt habe. Sie sagte, es wären pro Kind nur vier Mahlzeiten im

Kühlschrank, da müsste man nun erstmal Kunstmilch nehmen. Das habe ich nicht verstanden. Ohne mein Wissen wurde meine Milch mit Mastpulver „angereichert“, damit sie schneller zunehmen, hieß es dann. Das Pulver hat aber nur satt und träge gemacht.

Als ich es absetzen ließ, tranken sie plötzlich alle Mahlzeiten aus der Flasche und dann auch noch die doppelte Menge. Wenn man bedenkt, dass die selbstständige Nahrungsaufnahme Entlassungskriterium war, machte mich das doch sehr stutzig. Ich fühlte mich misshandelt.

Wie hat das Geschwisterkind darauf reagiert, und wie bist du mit der Doppelbelastung umgegangen? Die große Schwester war toll! Obwohl sie erst neun Jahre alt war, hat sie das wirklich großartig gemeistert. Es wurde ihr verboten, die Babys zu sehen. Sie musste warten, bis sie von der Intensivstation verlegt wurden. Das war nach acht Tagen.

Habt ihr euch im Krankenhaus gut aufgehoben gefühlt? Nein, zu keinem Zeitpunkt.

Wie lange wart ihr im Krankenhaus? 8 Tage Neo + 15 Tage Kinderklinik

Was war euer schönster Moment? In der Klinik gab es keine schönen Momente. Außer dem Känguruhen. Aber das durfte ich nur eine Stunde pro Tag machen.

Was war für euch das Schlimmste? Alles.

Wie hat sich die Paarbeziehung entwickelt? Autopilot nach Trauma.

Was ging am Entlassungstag in euch vor? Ich weiß es nicht mehr. Ich war aufgeregt. Freude. Aber ich bin auch gelähmt, seit mir meine Kinder aus dem Bauch geschnitten wurden. Irgendetwas in mir ist dabei kaputt gegangen.

Habt ihr zu Hause irgendwelche Vorsichtsmaßnahmen ergriffen? Nein.

Wird es Folgegeschwister geben? Ich denke nicht. Ich habe zu viel Angst. Und ich möchte mich nicht mehr unfähigem medizinischem Personal aussetzen müssen.

Wenn ja, hast du sehr Angst, dass es wieder ein Frühchen wird? Eigentlich nicht. Aber man weiß ja nie.

Wie haben sich eure Babys entwickelt, sind Schäden geblieben? Es geht ihnen gut.

Was würdest du anderen Müttern, die Ähnliches erlebt haben, gerne sagen? Ihr lieben Verbündeten, so etwas zu erleben ist furchtbar, und es tat und tut gut zu wissen, dass es andere gibt, die Ähnliches erlebt haben. Zusammen ist man weniger allein.

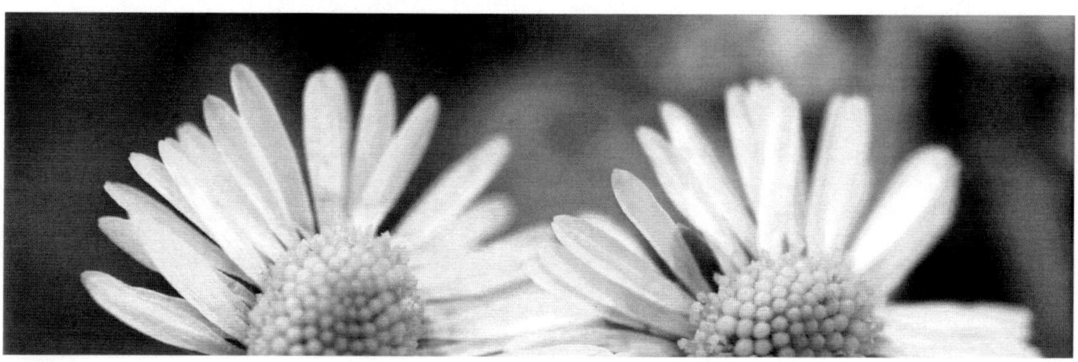

Ramona, 34
Beruf: kaufmännische Sachbearbeiterin
Familienstand: verheiratet

Tochter, 3 Monate (Frühgeburt, 27. SSW)

„Alleine wach zu werden mit leerem Bauch war sehr schlimm."

Was war dein erster Gedanke, als du erfahren hast, dass dein Baby zu früh kommt? Das darf nicht wahr sein, ist wie ein schlechter Film. – Es kam mir so unwirklich vor. Ich hatte große Angst und hab mir immer wieder gesagt: Es ist doch viel zu früh.

In welcher Schwangerschaftswoche wurde euer Baby geboren und wie viel wog es? Sie kam in der SSW 26+6 und wog 1.150 Gramm und war 37 Zentimeter groß.

Wie war deine Schwangerschaft, gab es eventuell Komplikationen? Da ich eine problemlose und tolle Schwangerschaft hatte, war eine Frühgeburt zu keinem Zeitpunkt absehbar. Ich hatte auf der Arbeit Schleim verloren, keine Schmerzen oder Sonstiges gehabt, und bin deshalb zum Arzt gefahren. Die Fruchtblase war schon zu sehen und ich wurde mit dem Rettungswagen in die Klinik gebracht.

Konntest du dich auf die Geburt vorbereiten oder kam alles sehr plötzlich? Der Muttermund hatte sich plötzlich geöffnet, ich war total geschockt und überfordert mit der Situation. Es hatte sich aber mit einem Wehenhemmer alles beruhigt, und ich habe mich auf wochenlanges Liegen im Krankenhaus eingestellt. Nach nur vier Tagen trat meine Kleine mit dem Fuß in den Trichter und musste sofort geholt werden. Innerhalb weniger Minuten erfolgte unter Vollnarkose eine Notsectio.

Wie war deine Geburt? Alleine wach zu werden mit leerem Bauch war sehr schlimm.

Wie war eure erste Begegnung? Die erste Begegnung war sehr verwirrend für mich. Stunden später, vor dem Inkubator, kam mir alles sehr unrealistisch vor.

Gab es Komplikationen beim Baby? Zum Glück gab es keine Komplikationen, aber Angst und Sorge begleiteten uns.

Was war eure größte Sorge? Da mein Mann schon beide Eltern verloren hat und ich vor zwei Jahren erst meinen Papa (alle im Krankenhaus verstorben), war die Verlustangst sehr groß.

Wie war euer Krankenhausaufenthalt? Auf der Intensivstation haben wir uns gut betreut gefühlt, was momentan auf der Säuglingspflegestation etwas zu kurz kommt.

Habt ihr euch im Krankenhaus gut aufgehoben gefühlt? Eigentlich schon.

Wie lange wart ihr im Krankenhaus? Wir sind noch in der Klinik und hoffen, in ein paar Tagen endlich nach Hause zu dürfen.

Was war euer schönster Moment? Der schönste Moment war, als die Schwester, nach über fünf Wochen Inkubator, mit unserem Baby das erste Mal angezogen auf uns gewartet hat. Der kleine, bisher fast nackige Zwerg sah sofort richtig nach Baby aus.

Was war für euch das Schlimmste? Am schlimmsten waren die ersten Tage, in denen wir noch nicht kuscheln konnten, da am Anfang ja immer die Gefahr einer Hirnblutung besteht.

Wie hat sich die Paarbeziehung entwickelt? Das Gefühl, nach vielen Jahren endlich Eltern zu sein, und die Besuche in der Klinik haben meinen Mann und mich mehr zusammengeschweißt.

Was ging am Entlassungstag in euch vor? So, wie es aussieht, werden wir unsere Kleine noch bis Ende der Woche mit nach Hause nehmen dürfen. Ich bin überglücklich.

Habt ihr zu Hause irgendwelche Vorsichtsmaßnahmen ergriffen? Vorsichtsmaßnahmen zu Hause haben wir nach Rücksprache mit Schwestern und Hebammen nicht großartig getroffen. Wir wollen versuchen, uns nicht verrückt zu machen; haben lediglich ein Babyphone mit Kamera.

Wird es Folgegeschwister geben? Grundsätzlich wäre ein Geschwisterkind sehr schön, die Gefahr einer Frühgeburt ist aber leider sehr hoch.

Wenn ja, hast du sehr Angst, dass es wieder ein Frühchen wird? Die Angst vor einer erneuten Frühgeburt bei einer weiteren Schwangerschaft ist groß. Die Wahrscheinlichkeit ist ja gegeben, und wer weiß, ob dann auch wieder alles gut geht.

Wie hat sich euer Baby entwickelt, sind Schäden geblieben? Zu der Entwicklung kann ich noch nichts sagen. Unsere Tochter hat bisher einen Durchmarsch gemacht ohne Probleme, sie ist sehr tapfer.

Was würdest du anderen Müttern, die Ähnliches erlebt haben, gerne sagen? Es wird die Zeit bringen. Man darf nicht den Mut verlieren und sich niemals nach dem „Warum?“ fragen. Es ändert nichts an der Situation, und man muss das Beste daraus machen.

Ich kann die besorgten Tage auf der Intensivstation ganz gut ausblenden und schaue positiv in die Zukunft.

Nachtrag: Unser Baby entwickelt sich toll und ist ein ganz fröhliches und liebes Kind. Gesundheitlich ist alles in Ordnung, und wir sind wohl mit einem blauen Auge davon gekommen. Lediglich der offene Ductus muss noch verschlossen werden. Die Ärzte sind alle begeistert.

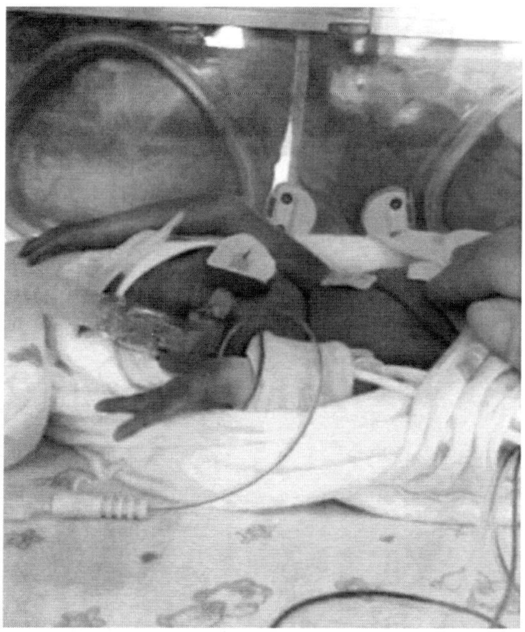

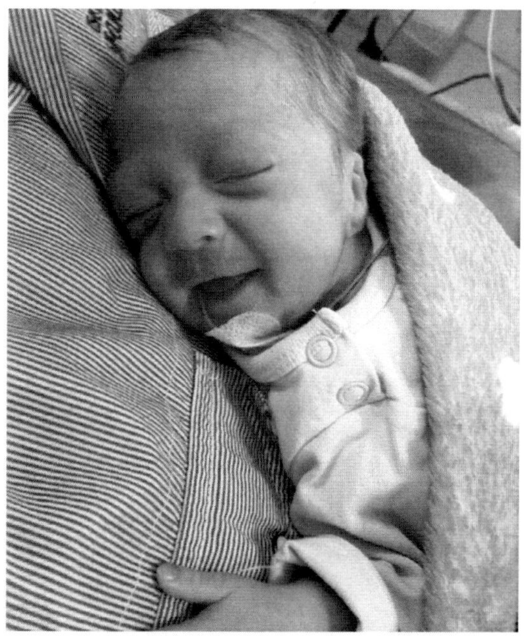

Antje, 35
Beruf: Krankenschwester
Familienstand: verheiratet

Tochter, 13 Jahre
Tochter, 3 Jahre
Sohn, fast 2 Jahre (Frühgeburt, 29. SSW)

„Ich freute mich und bin doch bald irre geworden vor Angst!"

Was war dein erster Gedanke, als du erfahren hast, dass dein Baby zu früh kommt? Nee, das kann nicht sein! Nicht ich!

In welcher Schwangerschaftswoche wurde euer Baby geboren und wie viel wog es? 28+3 SSW; 790 Gramm

Wie war deine Schwangerschaft, gab es eventuell Komplikationen? Die ersten beiden Schwangerschaften waren unkompliziert, in der letzten entwickelte ich eine Gestose.

Konntest du dich auf die Geburt vorbereiten oder kam alles sehr plötzlich? Ich sah den Tag langsam näher rücken.

Wie waren deine Geburten? 1. Geburt mit Saugglocke: anstrengend; 2. Geburt spontan: am schmerzhaftesten, aber am schönsten; 3. Geburt als Kaiserschnitt: hätte gerne darauf verzichtet

Wie war eure erste Begegnung? Ich hatte starke Schmerzen und den Kleinen so liegen zu sehen, brach mir das Herz. Ich fühlte die Angst im Nacken, die Ungewissheit, wie geht das aus?

Gab es Komplikationen beim Baby? Mika brauchte ca. zwei Monate, bis seine Verdauung (Ausscheidung) funktionierte! Er lag schon so gut wie auf dem OP-Tisch, alles war unterschrieben. Es war die Hölle zu sehen, wie schlecht es ihm ging. So starke Schmerzen und doch eigentlich noch gar nicht auf der Welt ...

Was war eure größte Sorge? Dass wir ihn verlieren.

Wie war euer Krankenhausaufenthalt? Kurz, ich musste heim, die Einjährige versorgen. Ich war jeden Tag mehrmals wieder bei meinem Jungen. Sonst war alles ok.

Wie haben die Geschwisterkinder darauf reagiert, und wie bist du mit der Doppelbelastung umgegangen? Die Große wusste gar nicht wieso, warum, weshalb. Es war auch keiner in der Lage, mit ihr zu reden. Sie hat es sich auch nicht eingefordert. Die Kleine hat ja eh noch gar nichts verstanden (ein Glück).

Habt ihr euch im Krankenhaus gut aufgehoben gefühlt? Ja doch, meistens schon.

Wie lange wart ihr im Krankenhaus? Sechs Wochen in der Geburtsklinik und sechs Wochen in der Uni (Intensivchirurgie).

Was war euer schönster Moment? Als wir endlich nach Hause durften.

Was war für euch das Schlimmste? Alles. Die Verlegung in die Uni, denn wir wussten: Nun geht's zur OP.

Wie hat sich die Paarbeziehung entwickelt? Schlecht, mein Mann zog sich zurück und ich warf ihm vor, er liebe seinen Sohn nicht. Er warf mir wieder andere Sachen vor usw.

Was ging am Entlassungstag in euch vor? Mein Mann wusste nichts, habe ihn überrascht. Er war völlig entsetzt! Ich freute mich und bin doch bald irre geworden vor Angst!

Habt ihr zu Hause irgendwelche Vorsichtsmaßnahmen ergriffen? Wir hatten ja den Monitor...

Gab es oder wird es Folgegeschwister geben? Nein, da sollte das Leben schon komische Wege gehen.

Wenn ja, hast du sehr Angst, dass es wieder ein Frühchen wird? Oh ja, die Angst wäre sehr präsent.

Wie hat sich euer Baby entwickelt, sind bleibende Schäden geblieben? Er ist von der Entwicklung nicht da, wo er sein sollte, aber er kommt. Es wird; er ist geistig fit und der Rest wird! Braucht halt länger!

Was würdest du anderen Müttern, die Ähnliches erlebt haben, gerne sagen? Gebt nicht auf! Die kleinen zähen Kämpfer schaffen mehr, als wir für möglich halten, sofern es das Schicksal so will!

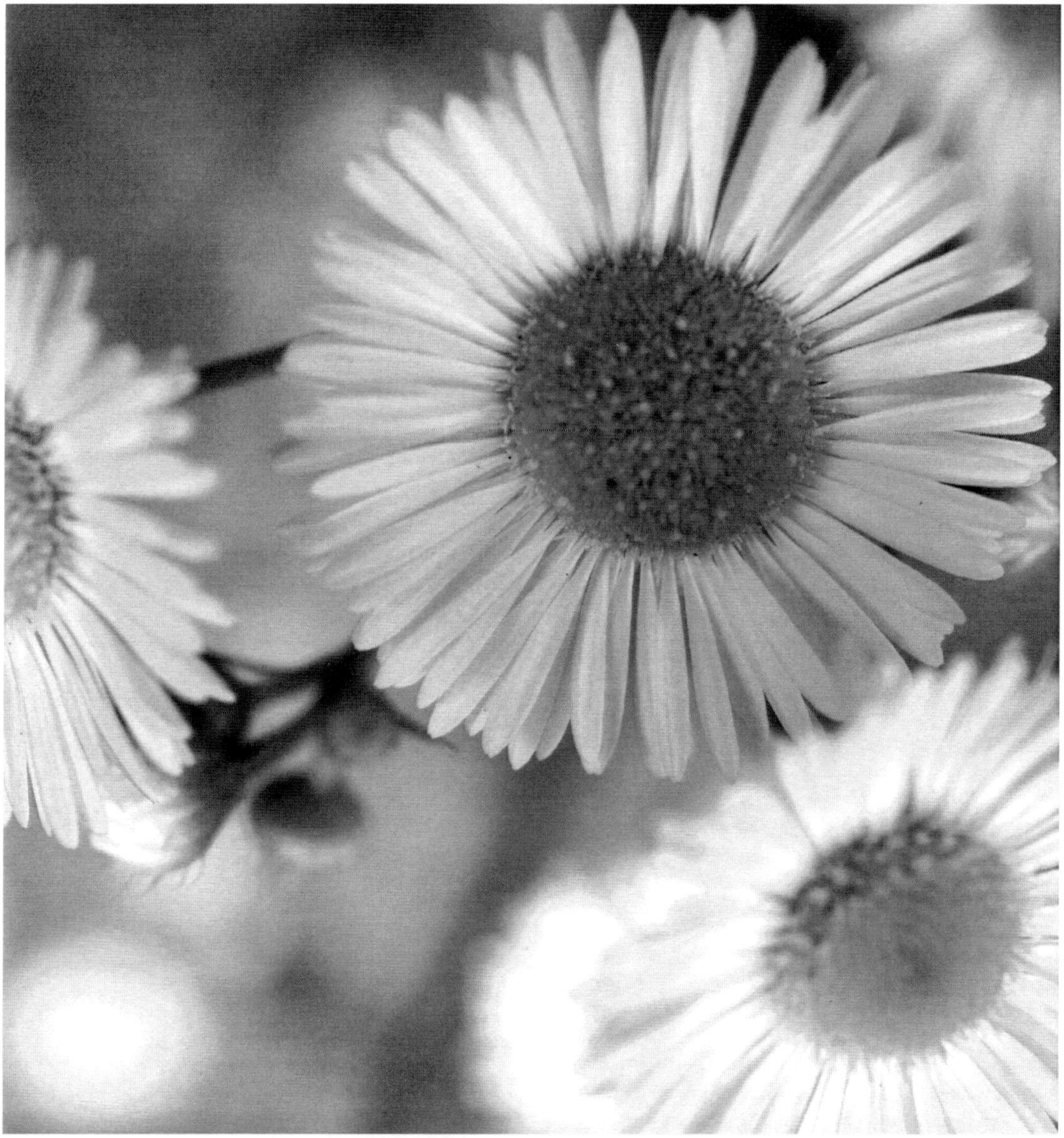

Nicole, 35
Beruf: Gesundheits-und Krankenpflegeassistentin
Familienstand: verheiratet

Tochter/Sohn, vor 18 Jahren (Fehlgeburt, 16. SSW)
Tochter/Sohn, vor 17 Jahren (Fehlgeburt, 8./9. SSW)
Tochter, 13 Jahre
Sohn, 11 Jahre
Tochter, 5 Jahre
Sohn, 15 Monate (Frühgeburt, 26. SSW)

„Ich hätte in dem Moment gerne geweint, alles rausgelassen, aber in dem Moment ging es nicht."

Was war dein erster Gedanke, als du erfahren hast, dass dein Baby zu früh kommt? Mir ist in der 19+3 SSW die Fruchtblase geplatzt und mein erster Gedanke war: „Das überlebt er nicht! Ich werde mein Baby nie in den Arm nehmen können und ihm sagen, wie sehr ich mich auf ihn gefreut habe."

In welcher Schwangerschaftswoche wurde euer Baby geboren und wie viel wog es? Mein Baby wurde in der 25+6 SSW geboren, er wog bei seiner Geburt 850 Gramm und ging dann auf 810 Gramm runter.

Wie waren deine Schwangerschaften, gab es eventuell Komplikationen? Die Schwangerschaft mit meiner ersten Tochter verlief komplikationslos. Die darauffolgende Schwangerschaft mit meinem Sohn war problematischer. Vorzeitige Wehen in der 18. SSW, mein Muttermund öffnete sich und in der 26. SSW wurde eine Cerclage gelegt – seinen Zwilling verlor ich in der 11. SSW. Die Geburt war aber komplikationslos in der 40. SSW.

Die Schwangerschaft die danach folgte, war viel schwieriger. Ab der 6. SSW Blutungen (Hämatom an der Plazenta), dann ab der 18. SSW vorzeitige Wehen, die auch muttermundwirksam waren. Die Ärzte haben ab der 26. SSW ein Medikament für die Lungenreife gespritzt, Aber wir haben es bis zur 39. SSW geschafft.

Die letzte Schwangerschaft hat dann leider alles übertroffen. Wieder ein Riesen-Hämatom in der Gebärmutter. In der 18. SSW hoher Blutdruck, Herzrasen, Unwohlsein – wieder Krankenhaus! Nach 19+3 SSW platzte mir morgens die Fruchtblase; ab da lag ich im Krankenhaus. Die Ärzte haben meinem Baby keine Chancen eingeräumt, aber wir haben gekämpft; bis die Infektionswerte so hoch waren, dass er nach 25+6 SSW geholt werden musste.

Konntest du dich auf die Geburt vorbereiten oder kam alles sehr plötzlich? Es kam eigentlich ziemlich plötzlich. Irgendwann kam die Ärztin eines Morgens ins Zimmer und sagte, dass die Blutwerte nicht in Ordnung seien und die Herztöne des Babys tachykard (zu schnell). Mir wurde dann alle zwei Stunden Blut abgenommen. Um 14 Uhr sagte man mir, dass jetzt sofort ein Kaiserschnitt gemacht würde.

Wie waren deine Geburten? Meine ersten drei Kinder hab ich spontan bekommen. Mein viertes Kind kam per Kaiserschnitt und PDA – ich hatte solche Angst. Ich würde lieber noch mal ein Kind spontan entbinden, als jemals wieder einen Kaiserschnitt haben zu müssen.

Wie war eure erste Begegnung? Mein Sohn kam um 15.03 Uhr zur Welt – ich habe ihn nicht sehen dürfen, da er sofort versorgt werden musste. Um 20 Uhr habe ich ihn das erste Mal gesehen, und ich war total überwältigt, aber auch total schockiert. So klein und so zart, so viele Schläuche. Das sollte mein Kind sein? Ich fand ihn superhübsch, aber hatte doch Berührungsängste; hatte Angst, ich könnte das kleine Wesen zerbrechen. Ich habe viel geweint in der Schwangerschaft, habe mich mit meinem Mann über die Beerdigung unterhalten müssen, und jetzt lebte er. Er atmete, wenn auch mit Hilfe. Ich hätte in dem Moment gerne geweint, alles rausgelassen, aber in dem Moment ging es nicht.

Gab es Komplikationen beim Baby? Mein Sohn hat sich nach 48 Stunden selbst extubiert und von da an ging es stetig bergauf. Mit knapp 2.000 Gramm wurde er beidseitig an Leistenbrüchen operiert. Ansonsten gab es keine Komplikationen.

Was war eure größte Sorge? Dass er es nicht schafft, dass er mir doch noch genommen wird.

Wie war euer Krankenhausaufenthalt? Der Aufenthalt war im Großen und Ganzen sehr angenehm. Ich liege nicht gerne im Krankenhaus.

Wie haben die Geschwisterkinder darauf reagiert, und wie bist du mit der Doppelbelastung umgegangen? Unsere Fünfjährige hatte aufgrund dessen, dass ich in der Schwangerschaft nur im Krankenhaus lag, große Verlustängste. Die beiden Großen sind besser damit umgegangen und haben mich und den Papa auch unterstützt. Die Geschwister durften einmal die Woche mitkommen. Ich bin mit der Hin- und Herfahrerei nicht so gut klargekommen. Ich hatte immer das Gefühl, dass ich meinen Kindern so nicht gerecht werden kann. Und ich konnte mein Baby nur schweren Herzens dort lassen, wenn ich wieder nach Hause musste.

Habt ihr euch im Krankenhaus gut aufgehoben gefühlt? Im Großen und Ganzen haben wir uns gut aufgehoben gefühlt. Wenn es Fragen gab, wurden sie uns direkt und verständlich erklärt. Auch wenn wir nicht da waren, wurden wir immer informiert, wenn sie etwas an unserem Kind gemacht haben. Auch im menschlichen Bereich war es in Ordnung.

Wie lange wart ihr im Krankenhaus? Ich war insgesamt neun Wochen im Krankenhaus (vor allem vor der Geburt). Mausi war nach der Geburt noch 13 Wochen auf der Intensiv.

Was war euer schönster Moment? Als ich mein Kind mit nach Hause nehmen durfte!

Was war für euch das Schlimmste? Als mein Kleiner operiert werden musste (auch wenn‘s nur ein kleiner Eingriff war), denn ich hatte so Angst, dass er die Narkose nicht übersteht!

Wie hat sich die Paarbeziehung entwickelt? Mein Mann und ich sind seit 20 Jahren zusammen, davon zwölf Jahre verheiratet. Wir haben Höhen und Tiefen miteinander erlebt und auch dieses Erlebnis zusammen durchgestanden.

Was ging am Entlassungstag in euch vor? Freude; aber auch Angst, ob alles gut bleibt.

Habt ihr zu Hause irgendwelche Vorsichtsmaßnahmen ergriffen? Nein. Wir sind ohne Monitor entlassen worden und haben uns guten Gewissens auch gegen eine Überwachungsmatratze entschieden.

Wird es Folgegeschwister geben? Nein, definitiv nicht. Ich habe mich während des Kaiserschnitts sterilisieren lassen, erstens, weil mir vier gesunde Kinder reichen und ich im Leben das Glück nicht noch mal herausfordern möchte. Und zum zweiten könnte ich eine weitere Schwangerschaft seelisch nicht mehr durchstehen.

Wie hat sich dein Baby entwickelt, sind Schäden geblieben? Mein Sohn wird bald 14 Monate alt und hat jetzt bei der U6 seinen Frühchenstatus abgelegt. Motorisch hat er alles aufgeholt und ist für seine SSW weiter als gedacht. Allerdings wird er das Gewicht eines reifgeborenen Kindes wohl nicht so schnell aufholen können, das ist uns klar. Bis auf einen Norovirus ist er im ersten Jahr nicht krank gewesen. Wir haben ein Riesenglück gehabt, dass sich unser Kind so gut entwickelt hat, und wir sind so dankbar dafür.

Was würdest du anderen Müttern, die Ähnliches erlebt haben, gerne sagen? Gebt eure Mäuse nicht auf, es lohnt sich zu kämpfen! Es gab gerade in der ersten Zeit nach dem Blasensprung, Zeiten, in denen ich meinen Bauch nicht streicheln und auch nicht mit ihm reden konnte, aber dann habe ich gekämpft, denn ich habe gemerkt, dass mein Baby kämpft. Er wollte leben!

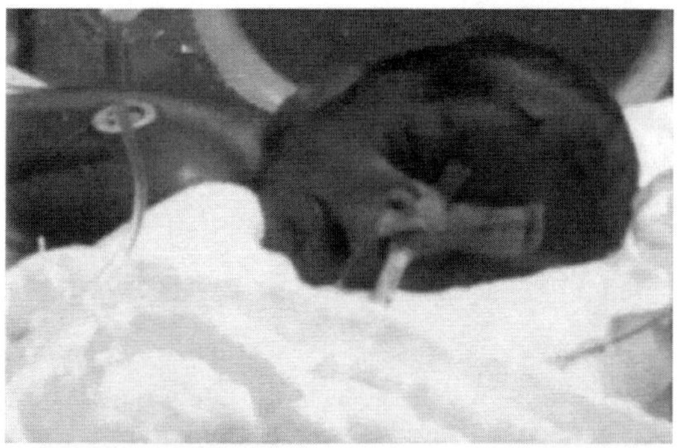

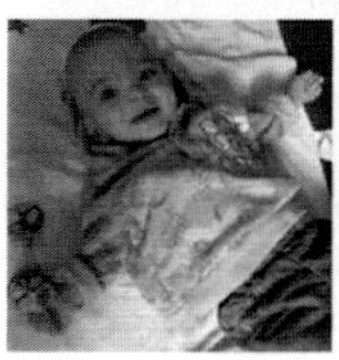

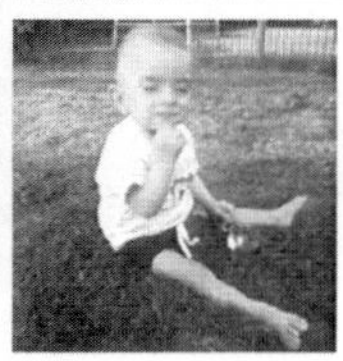

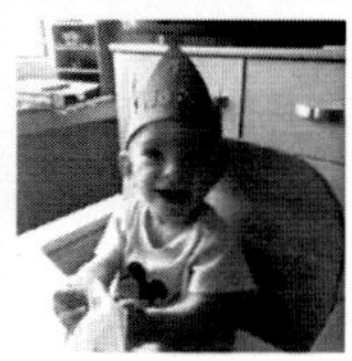

Nina, 40
Beruf: Diplom-Betriebswirt (Investment Analyst) / zzt. Hausfrau
Familienstand: verheiratet

Tochter, 3,5 Jahre (Frühgeburt, 30. SSW)

„Wir haben von Tag zu Tag gelebt."

Was war dein erster Gedanke, als du erfahren hast, dass dein Baby zu früh kommt? Wird sie es schaffen? Und wenn ja, wird es ihr gutgehen?

In welcher Schwangerschaftswoche wurde euer Baby geboren und wie viel wog es? 30. SSW, sie wog 1.325 Gramm.

Wie war deine Schwangerschaft, gab es eventuell Komplikationen? Ich hatte eine unten liegende Plazenta mit Blutungen und Wehen von der 23. SSW an, komplette Bettruhe im Krankenhaus mit wehenhemmenden Medikamenten bis zum Notkaiserschnitt in der 30. SSW.

Konntest du dich auf die Geburt vorbereiten oder kam alles sehr plötzlich? Durch den Krankenhausaufenthalt war ich sicher etwas vorbereitet, aber wir haben von Tag zu Tag gelebt und gehofft, wir können die Geburt so lange wie möglich hinauszögern. Ab der 28. SSW wurden mein Mann und ich etwas ruhiger, da sich alles zu beruhigen schien, und kurz vor der 30. SSW wurden meine Medikamente abgesetzt und wir waren sehr positiv, es bis zum geplanten Kaiserschnitt in der 34. SSW zu schaffen. Aber dann gingen leider Wehen und Blutungen wieder los, und innerhalb von wenigen Stunden war unser kleiner Sonnenschein geboren. Somit dann doch wieder ein Schock.

Wie war deine Geburt? Ich hatte einen Notkaiserschnitt und dementsprechend war es sehr emotional und nicht besonders schön.

Wie war eure erste Begegnung? Ich durfte ihr kleines Gesicht ganz kurz sehen nach der Geburt und dann später am Abend mit meinem Mann auf der ICU (Intensive-Care-Unit). Aber ich kann mich daran nicht mehr wirklich erinnern, da die Gefühle überhandnahmen und ich nur weinen konnte. Das Umfeld, die Schläuche – und dieses kleine Würmchen musste das alles über sich ergehen lassen, wo sie doch ganz nah bei uns sein sollte. Es war in dem Moment sehr schwer zu ertragen. Nach drei Tagen durfte ich sie dann zum ersten Mal aus dem Inkubator nehmen und mit ihr kuscheln. Und das war unsere erste „wirkliche" Begegnung, die mir unendlich viel Kraft und Mut gegeben hat.

Gab es Komplikationen beim Baby? Sie war intubiert für zwei Tage, danach CPAP für einige Wochen und natürlich übliche Verdauungsprobleme, aber ansonsten keine Komplikationen.

Was war eure größte Sorge? Ob sie irgendwelche medizinischen oder entwicklungstechnischen Komplikationen durch ihre Frühgeburt haben wird.

Wie war euer Krankenhausaufenthalt? Wir haben uns sehr gut aufgehoben gefühlt; insbesondere, da unsere Umstände etwas ungewöhnlich waren. Meine Wehen und Blutungen setzten bei einem Wochenendbesuch meiner Eltern in Deutschland ein. Mein Mann und ich leben aber in London. Ich war demnach stationär in Deutschland, und mein Mann besuchte mich dann jedes Wochenende (plus Urlaubszeit) für fast vier Monate. Sowohl die Schwangerenstation als auch die Betreuung meiner Kleinen war super.

Habt ihr euch im Krankenhaus gut aufgehoben gefühlt? Die Betreuung war sehr gut und die Ärzte haben im Nachhinein alle richtigen Entscheidungen getroffen, insbesondere, als es darum ging, die Geburt so lange wie möglich mit Medikamenten und Bettruhe hinauszuzögern. Zusätzlich hatte ich eine sehr nette Bettnachbarin, die zu einer sehr guten Freundin wurde (und das nicht nur, weil unsere kleinen Mäuse dann auch noch am selben Tag geboren wurden).

Wie lange wart ihr im Krankenhaus? Sechseinhalb Wochen vor der Geburt und dann noch neun Wochen die kleine Maus. Ich bin eine Woche nach der Geburt entlassen worden und dann jeden Tag in die Klinik gependelt.

Was war euer schönster Moment? Der Tag, an dem wir sie aus dem Krankenhaus mitnehmen durften!

Was war für euch das Schlimmste? Außer der Ungewissheit, ob sich noch eventuell Komplikationen ergeben und zu sehen, was dieses kleine Würmchen alles durchmachen musste, war es für mich persönlich der schlimmste Tag, als ich das Krankenhaus verlassen konnte und sie noch dort bleiben musste. Ich wusste, dass es die richtige Entscheidung war, zu gehen, da ich so lange selber dort lag, aber es fiel mir unendlich schwer.

Wie hat sich die Paarbeziehung entwickelt? Sie hat sich definitiv nicht negativ entwickelt, sogar im Gegenteil. Es hat uns gerade am Anfang noch näher zusammengebracht, da wir uns gegenseitig sehr viel Mut und Kraft geben konnten. Ich habe meinen Mann noch mehr schätzen gelernt, denn er wuchs in Situationen über sich hinaus, in einer Form, die ich nie vermutet hätte, und es war meistens dann, wenn ich es sehr benötigte.

Was ging am Entlassungstag in euch vor? Eine große Mischung aus Glück und natürlich etwas Angst, ob sie nicht eventuell doch noch Sauerstoffabfälle haben wird. Und dann ganz viel Respekt vor der Aufgabe, denn es waren kein Arzt oder eine Schwester zur Hand, aber im Großen und Ganzen waren wir alle sehr glücklich!

Habt ihr zu Hause irgendwelche Vorsichtsmaßnahmen ergriffen? Wir hatten uns gegen einen Monitor entschieden und die Ärzte hatten uns die Entscheidung auch völlig überlassen. Wir haben dann nur einen Sensor gehabt, der im Babyphone integriert war und der unter die Matratze gelegt wurde und bei Atemstillstand Alarm gab.

Wird es Folgegeschwister geben? Es gibt bis dato noch keine Folgegeschwister, da Mutter Natur es uns noch nicht gegönnt hat. Wir hoffen aber, es wird noch eins geben, wobei die Angst vor einer weiteren Frühgeburt und Komplikationen in der Schwangerschaft schon immer nochmal hochkommen.

Wenn ja, hast du sehr Angst, dass es wieder ein Frühchen wird? Ich habe in jedem Fall ein bisschen Angst, dass es wieder ein Frühchen wird, aber auch Hoffnung, dass es beim nächsten Mal anders läuft.

Wie hat sich euer Baby entwickelt, sind Schäden geblieben? Sie ist jetzt dreieinhalb Jahre und ist altersgemäß entwickelt und hat glücklicherweise keine Schäden.

Was würdest du anderen Müttern, die Ähnliches erlebt haben, gerne sagen? Ich hoffe, ihr könnt alle die schwierige Zeit gut verarbeiten und euch auf die glücklichen Momente konzentrieren und eure kleinen Wunder einfach nur genießen.

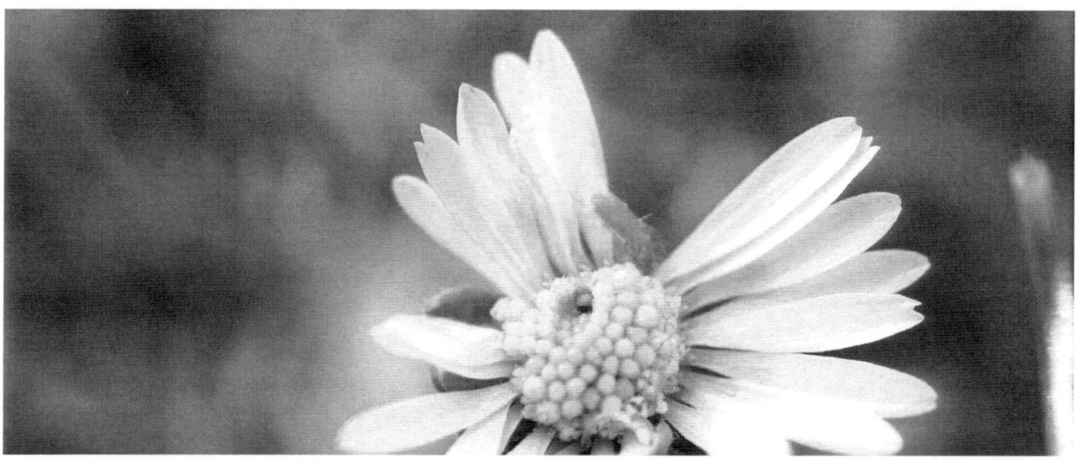

Elke, 57
Beruf: Einzelhandelskauffrau
Familienstand: 13 Jahre in einer Beziehung

Tochter, 21 Jahre (Frühgeburt, 24. SSW)

„Ich hatte komischerweise nie Angst, dass mein Kind oder ich sterben könnte."

Was war dein erster Gedanke, als du erfahren hast, dass dein Baby zu früh kommt? Erschreckend, weil ich vorher weder einen Bericht über Frühgeborene im TV gesehen hatte, noch von irgendjemandem von einer Frühgeburt gehört hatte.

In welcher Schwangerschaftswoche wurde euer Baby geboren und wie viel wog es? 24+0 SSW mit 760 Gramm bei der Geburt, dann 660 Gramm nach fünf Tagen

Wie war deine Schwangerschaft, gab es eventuell Komplikationen? Ab der sechsten Woche hatte ich Blutungen. In Abständen musste ich ins Krankenhaus; danach wieder arbeiten. Das wiederholte sich fünf Mal. Ich lag in einem dörflichen Krankenhaus; man pumpte mich mit Beruhigungsmitteln bis zum Rand voll. Von 30 Tagen kann ich mich nur an drei Tage erinnern. Wenn meine Bettnachbarin nicht zu mir gesagt hätte, „Elke, sieh zu, dass du nach Kiel oder Hamburg in die Uni kommst", wären wir jetzt nicht mehr am Leben.

Ich bat die Ärztin, mich zu verlegen. Sie sagte aber „Nein", daraufhin ging ich in den Flur und schrie, so laut ich konnte: „Ich will nach Kiel oder Hamburg und schreie hier so lange, bis es losgeht." Da dauerte es keine 30 Minuten, und ich war im Hubschrauber auf dem Weg nach Kiel.

Konntest du dich auf die Geburt vorbereiten oder kam alles sehr plötzlich? Unerwartet. Ich hatte komischerweise nie Angst, dass mein Kind oder ich sterben könnte.

Wie war deine Geburt? In Kiel kam ich sofort auf die betreute Einzelintensivstation. Ich bekam drei Blutkonserven. Danach musste sofort ein Notkaiserschnitt mit Vollnarkose gemacht werden.

Wie war eure erste Begegnung? Meine Tochter konnte ich leider erst am vierten Tag nach der Entbindung sehen, da ich viel zu schwach war. In Kiel waren 1993 die Frauenklinik und die Kinderintensivstation ca. 800 Meter voneinander entfernt in verschiedenen Gebäuden. Im Taxi und in Begleitung einer Krankenschwester wurde ich zu dem Gebäude gefahren. Die Schwester wich mir nicht von der Seite.

Im Frühchenzimmer waren sechs Inkubatoren. Ich konnte mich kaum auf den Beinen halten, sah meine kleine Tochter, bordeauxrot/bläulich ... ich wollte aber ein fertiges Baby, das ich in den Arm nehmen kann. Ich brach zusammen und wurde wieder in die Frauenklinik gefahren.

Gab es Komplikationen beim Baby? Ja, sehr viele. Durch den Transport hatte mein Baby drei Blutungen im Gehirn; sie musste sehr lange beatmet werden; hatte sechs Mal einen Herzstillstand; ein Hämangiom in der Oberlippe und fünf in der Leber; einen Leistenbruch, der nach zwei Monaten operiert werden musste; einen Tumor in der Wange, der Gottseidank kein Krebs war, was alle Ärzte befürchteten; und immer wieder Entzündungen.

Was war eure größte Sorge? Dass mein Kind stirbt.

Wie war euer Krankenhausaufenthalt? 1993 gab es zwar schon das Ronald-Mc-Donald-Haus, aber für mich war kein Bett frei. Ich fuhr jeden Tag um 6.30 Uhr mit dem Auto los nach Kiel und war um 20 Uhr wieder zu Hause. Die Gesamtstrecke war über drei Stunden. Erst eine Woche vor der Entlassung bekam ich mit meinem Baby und einem anderen Frühchen ein Zimmer. Dort wurde mir gezeigt, wie der Monitor für zu Hause funktioniert und wie ich mich beim Herzstillstand zu verhalten habe. Dass meine Tochter welche gehabt hat, wurde mir auch erst eine Woche vor der Entlassung erzählt.

Habt ihr euch im Krankenhaus gut aufgehoben gefühlt? Ich konnte rund um die Uhr anrufen; es war immer ein Arzt am Telefon, das war sehr beruhigend für mich. Jeden Morgen um 6 Uhr rief ich an, damit ich, falls etwas passiert war, vorbereitet losfahren konnte. Nur ein einziges Mal durfte ich meine Kleine auf der Intensivstation (zwei Monate) auf den Arm nehmen und sie bekam wohl vor Schreck eine Bradykardie. Sie wurde mir sofort aus dem Arm gerissen und wieder in den Inkubator gelegt. Ich war zu der Zeit nur genervt und gestresst; jede Mutter möchte ihr Kind herzen und küssen, an sich drücken. Ich habe sehr viel geweint; noch heute fällt es mir sehr schwer darüber zu schreiben oder zu sprechen, ohne in Tränen auszubrechen.

Wie lange wart ihr im Krankenhaus? Mein Baby vom 20. Juni bis 15. Oktober. Ich sieben Tage.

Was war euer schönster Moment? Die Verlegung auf die Kinderstation ins Wärmebettchen. Dort durfte ich mein Baby das erste Mal so lange auf den Arm nehmen, drücken und küssen, wie ich wollte. Und das Verlassen des Krankenhauses mit ihr.

Was war für euch das Schlimmste? Dass ich nicht wusste, ob meine Kleine am Leben bleibt. Meine Tochter hat bis zu ihrem dritten Lebensjahr nicht ein einziges Mal laut gelacht. Jeder sprach mich darauf an: „Kann sie nicht lachen?"

Wie hat sich die Paarbeziehung entwickelt? Sechs Jahre später war die Scheidung.

Was ging am Entlassungstag in euch vor? Hoffentlich wird alles gut; hoffentlich bleibt das Herz nicht stehen oder der Monitor geht kaputt. Ich habe mir immerzu irgendwelche Sorgen gemacht.

Habt ihr zu Hause irgendwelche Vorsichtsmaßnahmen ergriffen? Monitor, Kinderbett neben dem Ehebett.

Gab es Folgegeschwister? Mir wurde gesagt, dass ich nur Kinder auf diesem Wege bekommen kann. Es stellte sich drei Jahre später heraus, dass meine „Stelle am Muttermund", wie mir mein Hausarzt immer sagte, Gebärmutterhalskrebs war.

Wie hat sich dein Baby entwickelt, sind Schäden geblieben? Heute ist unsere Tochter 21; sie hat den Hauptschulabschluss, eine Lehre als Verkäuferin gemacht, aber: Es fehlt ihr das logische Denken. Sie kann keine zwei Sachen gleichzeitig machen. Wenn ich beim Essen sage, „Guck mal, dort!", hört sie sofort auf zu kauen. Entweder guckt sie oder kaut. Ansonsten würde ich sagen, sie ist immer noch zwei bis drei Jahre ihrer Entwicklung zurück. Ich bin sehr froh, dass mein Kind ansonsten keine bleibenden Schäden hat.

Was würdest du anderen Müttern, die Ähnliches erlebt haben, gerne sagen? Liebt euer Kind/eure Kinder so wie sie sind, auch wenn es schwer fällt. Es fängt schon damit an: „Was, dein Kind kann immer noch nicht laufen? Das wird jetzt aber langsam Zeit!" Unsere Tochter lief erst mit 21 Monaten, konnte erst mit sieben Jahren Fahrrad fahren und mit zwölf schwimmen. Ich musste mich immer dafür rechtfertigen; keiner wollte hören, dass mein Baby in der 24. Woche geboren wurde. Versucht nicht, das Unmögliche von ihnen zu fordern – in unserer Gesellschaft ist es sehr schwer, sein Kind nicht unter Druck zu setzen.

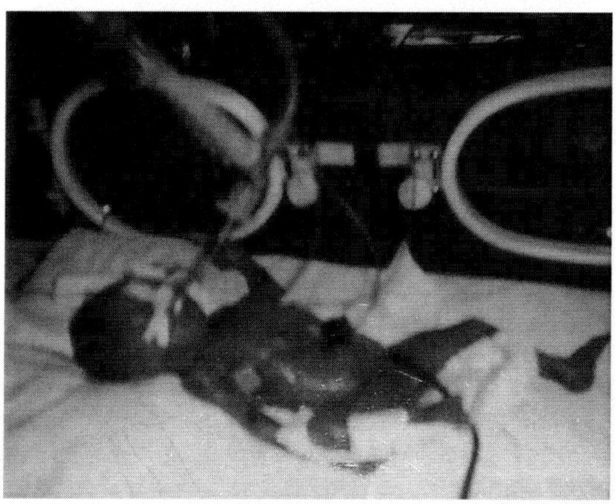

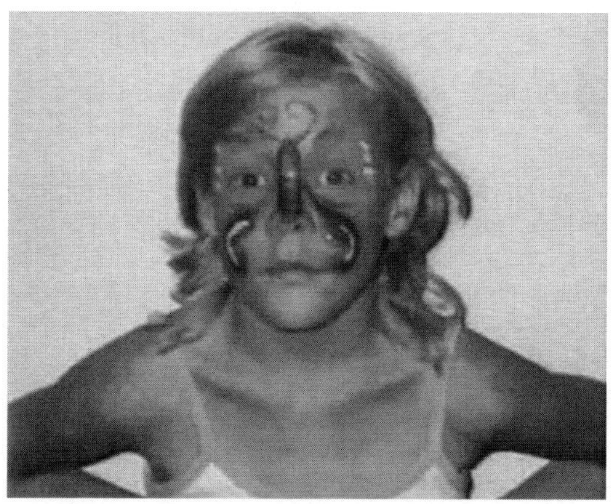

Benita, 61
Beruf: Medizinerin
Familienstand: verwitwet

Sohn, 34 Jahre
Sohn, 29 Jahre (Frühgeburt, 27. SSW)
Tochter, 28 Jahre

„Ruben glitt aus mir heraus und ... lebte!"

Was war dein erster Gedanke, als du erfahren hast, dass dein Baby zu früh kommt? Oh, Himmel – bitte nein!

In welcher Schwangerschaftswoche wurde euer Baby geboren und wie viel wog es? Ruben wurde in der 27. SSW geboren und wog 700 Gramm. In den folgenden Tagen reduzierte er sein Gewicht auf 630 Gramm.

Wie war deine Schwangerschaft, gab es eventuell Komplikationen? In der 23./24. SSW hatte ich plötzlich eine schmerzlose, etwa regelstarke Blutung und wusste sofort, dass etwas nicht stimmte. Die Blutung konnte nur aus der Plazenta stammen. Durch einen daraufhin initiierten Ultraschall wurde meine schlimmste Befürchtung bestätigt: Die Plazenta hatte sich zu tief eingenistet und ragte mit ihrem Rand über den inneren Muttermund. Durch die normalen Wachstumsbestrebungen in diesen Schwangerschaftswochen, bei denen sich hauptsächlich der untere Teil der Gebärmutter entfaltet, wurde die Plazenta dort abgeschert, und es blutete stark. Gleichzeitig arbeitete die Gebärmutter mit kurzen Kontraktionen, um die Blutung zu stoppen. Da ich zu der Zeit schon lange in der Geburtshilfe arbeitete, wusste ich genau Bescheid, dass das zu einer Frühgeburt führen konnte.

Konntest du dich auf die Geburt vorbereiten oder kam alles sehr plötzlich? Diese Zustände von Blutungen kombiniert mit Kontraktionen wiederholten sich quasi in regelmäßigen Abständen. Da ich selbstständig berufstätig war, konnte ich in solchen Phasen fast immer für die nötige Schonung sorgen. Das dauerte jeweils nur etwa zwei Tage, danach schien alles wieder gut zu sein. Also stellte mich darauf ein, dass ich es bei genügender Schonung schaffen würde, die Schwangerschaft weiter zu tragen. Ich wusste, dass einfach der Weg für eine normale Geburt auf diese Weise vorbereitet werden musste, und blieb guter Hoffnung, weil die Symptome ja auch immer wieder verschwanden und ich fühlen konnte, dass es meinem Kind gut ging.

Allerdings kam ich am 17. September wieder in diesen Zustand von Blutungen und Kontraktionen, konnte aber meinem Bedürfnis nach Schonung nicht stattgeben, weil eine Frau mich zur Geburt rief. Ich betreute Hausgeburten, und es gab niemanden, der mich hätte vertreten können. Ich konnte die Frau nicht „im Stich" lassen. Ich hoffte, dass auch dieses Mal „die Sache" sich wieder beruhigen würde – vielleicht auch ohne Bettruhe. Schon auf der Fahrt zu ihr – ein alter Mini ist nicht gut gefedert – merkte ich, dass die Kontraktionen schmerzhafter wurden, hoffte aber weiter, das es aufhören würde, wenn ich bei der Gebärenden wäre und das Autorumpeln ein Ende hätte. Doch ich musste bald feststellen, dass ich – genau wie die andere Frau – im gleichen Abstand Wehen hatte! Ich war schockiert. Ließ mir dennoch nichts anmerken. Das andere Kind kam bald und noch immer hoffte ich, dass meine eigenen Wehen wieder aufhören würden.

Dem war nicht so. Ich stellte fest, dass ich nicht mehr die Kraft hatte, der anderen Frau bei der Geburt der Plazenta zu helfen. Ich rief eine Freundin, die erst später Hebamme wurde, die aber bis dahin schon etliche Geburten mit mir zusammen betreut hatte und die wusste, wie sie mit der Geburt einer Plazenta umgehen musste.

Wie war deine Geburt? Sobald die Plazenta der anderen Frau da war, hatte sich meine Freundin um mich zu kümmern, denn genau eine Stunde, nachdem das andere Kind zur Welt gekommen war, kam mein eigenes! Ich war wirklich im Schock, weil ich der festen Überzeugung war, dass mein eigenes Kind nicht überleben konnte. Der Gedanke, mein Kind wird geboren, und es ist gleichzeitig ein

Abschied, brannte sich in mein Hirn und in mein Herz. Es war so klein, ich fühlte, wie es durch die Scheide nach außen rutschte – kein Vergleich zur Geburt seines großen Bruders, der 14 Tage nach dem Termin mit einem normalen Gewicht zur Welt kam und der bei seiner Geburt mein gesamtes Becken auszufüllen schien.

Wie war eure erste Begegnung? Ruben glitt aus mir heraus und ... lebte! Ich griff sofort nach ihm und legte ihn mir auf die Brust. Er war so zart. Aber alles an ihm war perfekt. Er atmete. Er schrie. Er bewegte sich. ABER: hatte er überhaupt eine Chance zu überleben?

Ich sah sofort das Szenario der Kinderintensivstation vor mir. Ich wusste: Das ist eine Qual ohne Ende für ein so winziges Menschenkind, mit all dem, was getan werden musste, um eine genial funktionierende Plazenta zu ersetzen.

Ich war nicht sicher, ob ich meinem Kind diese Erfahrung zumuten durfte. Wollte er leben? Ich fragte ihn. Ich ließ ihm Zeit. Ich habe keine Erinnerung mehr, wie ich die Plazenta geboren habe, ich weiß nicht, wann er abgenabelt wurde, ich weiß nur: Ich hatte sehr bald unglaubliche Nachwehen. Nachwehen, die krampfartig waren, worin sich mein Schock offenbar noch einmal manifestierte.

Ich muss sehr blass gewesen sein, mein Kreislauf drohte zu kollabieren. Meine Freundin bekam Angst um mich, weil ich kaum ansprechbar war. Meine ganze Konzentration brauchte ich für mich. Ich nahm wahr, dass sie nach dem Essen roch, das sie noch vor Kurzem zu sich genommen hatte. Es war alles zu viel. Ich dachte: Warum musstest du heute ausgerechnet Zwiebelkuchen essen? Kämpfte gleichzeitig darum, bei mir zu bleiben. Die schrecklichen Krämpfe sollten aufhören. (Während ich dies schreibe, bekomme ich starke Nackenschmerzen. Es ist wirklich schwer, diesen Moment in seiner ganzen Schmerzhaftigkeit zuzulassen.)

Irgendwann hörten die Krämpfe auf. Das nächste Abenteuer begann. Mein Kind signalisierte mir: HUNGER! Aber ich hatte noch keine Milch! Und außerdem war sein Mund viel zu klein für meine Brustwarze. Mein Gott, was hatten andere Mütter zu anderen Zeiten getan, um so ein kleines Lebewesen durchzukriegen? Mir schossen Erzählungen durch den Kopf: Fast alle alten Hebammen kannten Geschichten von kleinen Frühgeborenen, die im Schuhkarton und in Watte gepackt, auf dem warmen Kamin stehend, gesund überlebt hatten.

Konnte es nicht möglich sein, dass auch mein Kind überleben würde? Konnte es sein, dass es überleben wollte? Es hatte doch Hunger! Mein Verstand setzte wieder ein. Im Nu ließ sich eine schwangere Frau aus unseren Geburtsvorbereitungskursen finden, die reichlich Vormilch hatte und die sofort – es war mitten in der Nacht – kam. Sie spendete ein halbes Fläschchen ihrer kostbaren Milch. Ein Freund hatte sie hergefahren und brachte auch gleich eine Pipette mit, die als Kinderfläschchen diente.

Und das Wunder geschah: mein Sohn trank. Er leckte, schmatzte, sog und schluckte wie ein reifes Neugeborenes. Alle Menschen, die ihn in dieser ersten Nacht kennenlernten, bestaunten ihn wegen seiner Anmut und Lebendigkeit und entwickelten Sympathie für ihn. Zwölf Stunden bleib er bei mir. Dann hatte ich verstanden: Er will leben.

Ich brachte ihn selbst in ein anthroposophisches Krankenhaus in der Nähe. Ich war unverletzt und stark genug. Die Stärke, das wusste ich, würde ich für die nächste Zeit brauchen. Gut, dass ich nicht wusste, wie lange es dauern würde und wie viele Komplikationen auf uns warteten, trotz des vielversprechenden Starts.

Gab es Komplikationen beim Baby? In den ersten fünf Tag hielt Ruben sich gut, trotz der Trennung. Zwar war ich bis auf die Nächte immer im Raum, aber der Inkubator war so ein abgeschlossenes Bauwerk. Er war ein „Glassarg“, in dem mein Schneewittchen lag. Und daran konnte auch eine hineingestreckte Hand nicht viel ändern. Das Gefühl in mir war: Er muss ganz dicht zu mir. Alles andere ist falsch. Doch mein Gehirn sagte: Es muss sein.

Es begannen die Schwankungen. Sauerstoff runter, Kohlendioxid hoch. Die Geräte piepsten. Zahlen drängten sich in den Vordergrund. Laborwerte. Alles atmete: Gefahr. Atemunterstützung dann. Sauerstoffzufuhr hoch. Ich schaltete um auf Medizinerin. Ich hielt mich an den Zahlen fest, versuchte sinnvolle Manipulationen. Es ging bergab. Am sechsten Tag, als ich früh morgens den Raum betrat, sah ich es sofort: Mein Sohn hatte eine Hirnblutung erlitten. Ich sah es an der Art, wie er lag, wie er sich bewegte.

Ruben, sagte ich zu ihm, du musst nicht bleiben, wenn es dir zu viel wird. Ich kann dich auch loslassen. Ich sagte es ganz leise. Und ich meinte es ernst. Er blieb.

Was war eure größte Sorge? Wie wird sein Leben werden? Welche Behinderungen wird er haben? Wie wird sein Leben das meine behindern und das seiner Familie? Ich habe einen geistig behinderten Bruder und habe mitbekommen, wie meine Mutter an der Sorge um ihn fast zerbrochen ist. Ich hatte Angst um mich selbst, neben der Angst um dieses Kind. Ich war verzweifelt angesichts der Gewissheit, dass auch mein Kind behindert sein würde. So verzweifelt, dass ich nicht einmal mehr weinen konnte.

Wie war euer Krankenhausaufenthalt? Das „Hauptkrankenhaus" war menschlich und fachlich (was sich ja meist bedingt) für mich in Ordnung. Obwohl: Ich habe mich als Ärztin nicht wirklich ernstgenommen gefühlt. Mein Eindruck war, dass ich auf die „Mutter" reduziert wurde, obwohl ich mich selber in der Sonderrolle als Fachfrau und als „fühlendes Muttertier" kompetent fand.

Das Krankenhaus, in dem Ruben herznah operiert wurde, war insgesamt äußerst bedrohlich. Ich hatte nur einen Oberarzt, den ich als menschlich zugewandt empfand. Er überließ mir während der schweren Woche der OP und der Nachbetreuung sein Dienstzimmer zur Übernachtung, damit ich in der Nähe bleiben konnte. Ansonsten hatte ich permanent den Eindruck, dass hier der Tod wartete.

Wie hat das Geschwisterkind darauf reagiert, und wie bist du mit der Doppelbelastung umgegangen? Ich habe die Fürsorge für den „Großen" vollständig und voller Vertrauen seinem Vater überlassen. Er hat die Zeit meines Erachtens gut überstanden, weil Kinder meiner Meinung nach ein gutes Gespür dafür haben, wenn andere Sachen im Vordergrund stehen, die überlebenswichtig sind. Was ihm aber sicherlich geholfen hat, war, dass ich ihn mit einem Trick an den Inkubator und in den Kontakt zu seinem kleinen Bruder gebracht habe. Eigentlich war Kindergartenkindern aus Infektionsängsten der Aufenthalt auf der Station nicht erlaubt. Aber ich hatte entschieden, dass manche Sachen (zum Beispiel ein Beziehungsaufbau und die handgreifliche Einsicht in die Abwesenheit der Mutter) wichtiger sind als mögliche Infektionen. Es ist auch nichts Infektiöses passiert.

Habt ihr euch im Krankenhaus gut aufgehoben gefühlt? Mit Abstrichen. In dem einen mehr, in dem anderen weniger. Ich war mir an einer Stelle sicher: Wenn Ruben noch länger in dem anderen Krankenhaus bleibt, wird er sterben. Daraufhin habe ich zwei Mitarbeiter aus dem Erstkrankenhaus motivieren können, alles daran zu setzen, ihn zurückzuholen. Von da an ging es bergauf.

Ich habe daraus gelernt: Es gibt offenbar so etwas wie einen Mutterinstinkt. Und mit dem kann man gut arbeiten. Wenn die Fachleute lernen könnten, diesen Instinkt zu nutzen und in ihre eigene Arbeit zu integrieren, wäre es vielleicht für beide Seiten einfacher.

Wie lange wart ihr im Krankenhaus? Vom 18. September bis zum 6. Dezember. Dann habe ich die Entlassung meines Sohnes selbst durchgesetzt. Er hatte etwa 2.000 Gramm zu der Zeit. Geboren wäre er normalerweise Ende Dezember/ Anfang Januar.

Was war euer schönster Moment? Ruben war langzeitbeatmet. Trotz einiger Versuche, ihn von der Beatmung abzusetzen, die ja auch ihre beängstigenden Nebenwirkungen hat (jedenfalls für eine Ärztin), ist das lange nicht gelungen. Ich versuchte mich darauf einzustellen, dass ich Ruben wahrscheinlich mit dem von mir gehassten Beatmungsgerät mit nach Hause nehmen würde müssen.

Eines Tages entschied ich mich, das erste Mal nach vielen Wochen unaufhörlichen Krankenhausaufenthalts, mir selber einen Gefallen zu tun und ein Wellnessbad zu besuchen. Bis dahin hatte ich es nie gewagt, mich von der Station zu entfernen, außer nachts. Als ich zurückkam, begrüßte mich eine mir entgegenkommende Schwester ausgesucht freundlich. Im Zimmer meines Sohnes war ein gedämpftes Licht. Niemand war anwesend. Erst nach einer Weile realisierte ich, dass ein Geräusch fehlte: das des Beatmungsgeräts. Sie hatten es während meiner Abwesenheit abgeschaltet. Und siehe da: Dieses Mal funktionierte es. Ruben atmete von allein.

Ich werde nie die Erleichterung vergessen, die mich befiel, als ich über die nächsten Tage langsam realisierte, dass er eine normale Stimme hatte, denn ich hatte ihn ja lange nicht schreien gehört und vor allem: dass er das Beatmungsgerät niemals wieder würde brauchen müssen.

Was war für euch das Schlimmste? Die täglichen Eingriffe in seinen kleinen Körper. Diese waren in der zweiten Klinik noch viel häufiger als in der ersten, weil man das offenbar aus Routinegründen so machte und nicht abwog, wo man dem Kind Schmerzen ersparen konnte. Ich habe jedes Einstechen in seinen Körper und selbst das Fiebermessen letztlich als Folter empfunden. Auch, wenn ich als Ärztin wusste, dass einige dieser Maßnahmen höchstwahrscheinlich sinnvoll waren.

Wie hat sich die Paarbeziehung entwickelt? Während der kritischen Zeit konnte ich mich auf meinen Partner felsenfest verlassen. Wir haben uns viel später aus anderen Gründen getrennt.

Was ging am Entlassungstag in euch vor? Ich brannte darauf, endlich mit meinem kleinen Sohn nach Hause zu kommen, auch wenn das gegen den Widerstand der Klinik erfolgte. Ich hatte einfach selber die Hoffnung, dass durch das Zuhausesein wieder Normalität in unser aller Leben einziehen konnte. Als Fachfrau hatte ich keine Angst vor Überforderung.

Habt ihr zu Hause irgendwelche Vorsichtsmaßnahmen ergriffen? Ich hatte einen Monitor, der den Herzschlag überwachte. Und dieser sprang auch in der ersten Nacht an. Die Situation war dann tatsächlich so dramatisch, dass ich meinen eigenen Sohn wiederbeleben musste. Ich habe eine Weile gebraucht, bis ich herausgefunden hatte, was ihm fehlte: Die Luftfeuchtigkeit in unserer Wohnung war zu gering. Nachdem ich überall über die Heizungen (es war Winter) klatschnasse Badehandtücher gehängt hatte, gab es keine Probleme mehr.

Gab es oder wird es Folgegeschwister geben? Ja, ich habe es bewusst so geplant, dass ich so schnell wie möglich wieder schwanger wurde. Rubens Überleben war irgendwann so unsicher geworden, dass ich mir aus tiefstem Herzen gewünscht habe, ein nächstes Kind zu erwarten. Ich hatte tatsächlich keine Angst, nochmal eine Frühgeburt zu bekommen. Nochmal würde mir das nicht passieren, dass sich die Plazenta so tief einnistet. Das war eine Ausnahme in Rubens Schwangerschaft. Meine Tochter wurde am Termin geboren, elf Monate nach Ruben.

Wie hat sich euer Baby entwickelt, sind bleibende Schäden geblieben? Ruben ist „geistig behindert". Er kann sich verständigen, fährt Rad, Rollschuhe und wandert gerne mit seinem Hund. Er geht selbstständig einkaufen, kann sich vieles merken, unter anderem auch sämtliche Hunde- und Pferderassen. Es gibt kaum ein Tier, was er nicht zu benennen weiß. Ein bisschen schreiben kann er auch. Er ist ein vollständiger, beweglicher Mensch, zufrieden und liebenswert. Er lebt und arbeitet in einer anthroposophischen Dorfgemeinschaft, ist jetzt 29 Jahre alt und wir sehen uns an einem Wochenende im Monat und in den Ferien. Es ist gut, wie es ist.

Was würdest du anderen Müttern, die Ähnliches erlebt haben, gerne sagen? Lasst uns auf das Positive sehen. Die Erfahrung einer Frühgeburt mit all ihren schwerwiegenden Konsequenzen ist eine Chance für das eigene Wachstum. Unsere Kinder können für uns Lehrmeister sein.

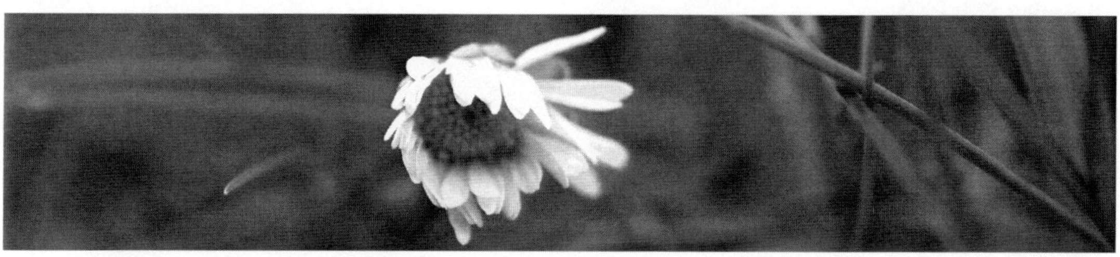

Nachwort

So unterschiedlich die Geschichten der einzelnen Mütter und ihrer kleinen Schätze auch sind, so verbindet uns alle über die Frühgeburt hinaus etwas – nämlich die intensive Liebe zu unseren Kindern und das Trost spendende Kuscheln mit unserem kleinen Schatz.

Sei es das Känguruhen oder nur das Handauflegen: Es ist immer wieder eine wunderschöne Erfahrung in dieser ungewollten und von uns nicht kontrollierbaren Situation. Es fehlen uns einfach die zeitgerechte Geburt und die vollendete Schwangerschaft – und damit auch die Zeit und die Nähe zu unseren Kindern. Wir lieben unsere Kinder und wir brauchen sie. Und sie brauchen uns.

Unsere Kleinen liegen da in ihren riesigen, sterilen Glaskästen und sollen von alleine wachsen. Wie ein Blümchen, das zwar gegossen wird, aber im kalten Schatten steht. Sie sind fern von uns, und stattdessen sie von unseren Händen gestreichelt werden, sind sie von Schläuchen umgeben.

Jede Berührung und jeder flüchtige Kuss beim Känguruhen bringt uns unsere Kinder wieder ein Stück näher und spendet Hoffnung und Kraft. Die gemeinsame Zeit und das Kuscheln mit unseren Lieblingen ist so schön – und gleichzeitig oft das Einzige, was wir in dieser Zeit haben und für sie tun können. Kuscheln wir also, so oft es geht, mit unseren kleinen Engeln, auch später noch. Sie lieben es genauso wie wir.

Mir ist aufgefallen, dass Kritik am Krankenhausaufenthalt bei vielen Müttern die gleichen Aspekte betraf. Vielleicht sollten sich die Schwestern und Ärzte insgesamt ein bisschen achtsamer uns Eltern gegenüber verhalten.

Vieles, was für Fachpersonen Routine ist, fühlt sich für uns als Eltern sehr schlimm an. Ein wenig mehr Freundlichkeit und Einfühlungsvermögen sind doch nicht zu viel verlangt. Wenn wir uns nicht gut aufgehoben fühlen, kann das in uns noch mehr kaputtmachen. Die meisten von uns sind allein durch die zu frühe Geburt schon total am Boden; dann können ein unbedachtes Wort, eine Kritik an unserem Verhalten oder ein Verbot unglaublichen Schaden anrichten. Manches verfolgt uns ein Leben lang.

Ich bedaure, dass es hin und wieder Ärzte und Schwestern gibt, die in hektischen Situationen ihren Frust und ihre eigene Überforderung rücksichtslos ausleben. Ich danke aber auch all jenen Schwestern und Ärzten, die sich trotz stressigen Berufsalltags und immer wieder auftretenden Ausnahmesituationen ihr Einfühlungsvermögen erhalten haben und trotz allem nett und liebevoll sind.

Ich bitte darum, dass Hebammen und Frauenärzte bei einer frischen Schwangerschaft auch darüber aufklären, dass es zu einer Frühgeburt kommen könnte. Das hat nichts mit Panikmache zu tun, sondern hilft Eltern frühgeborener Kinder zu wissen, was auf sie zukommen kann, aber nicht muss. Und zwar bevor es passiert ist! Somit wird man nicht total überrumpelt.

Wieso darf keiner erfahren, dass es eventuell auch anders als erhofft und nicht automatisch alles gut verlaufen muss? Man geht ja trotzdem nicht davon aus, dass man ein Frühchen bekommt. Aber ich habe festgestellt, dass es viele Betroffene gibt und dass viel zu wenig aufgeklärt wird.

Euch, den Eltern, und euren kleinen Wundern, wünsche ich alles Liebe. Natürlich hoffe ich auch, dass ich euch ein bisschen informieren und mit den Geschichten der anderen Mütter Mut machen konnte.

Gebt nicht auf.

Haltet durch und hofft das Beste!

Liebe Grüße

von Doreen

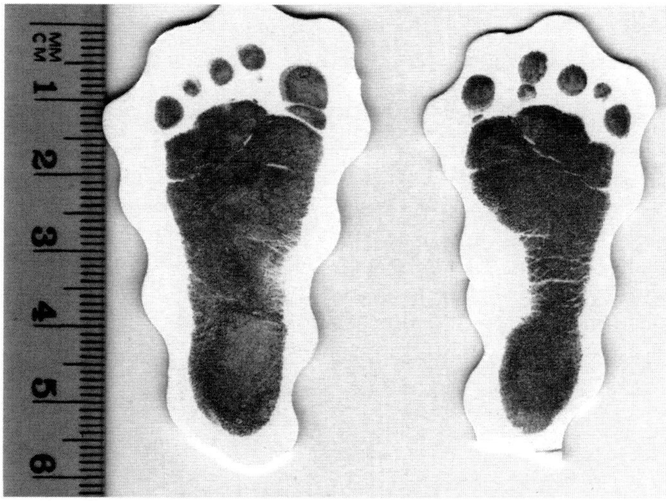

Marlis Fußabdruck 1,5 Monate nach der Geburt

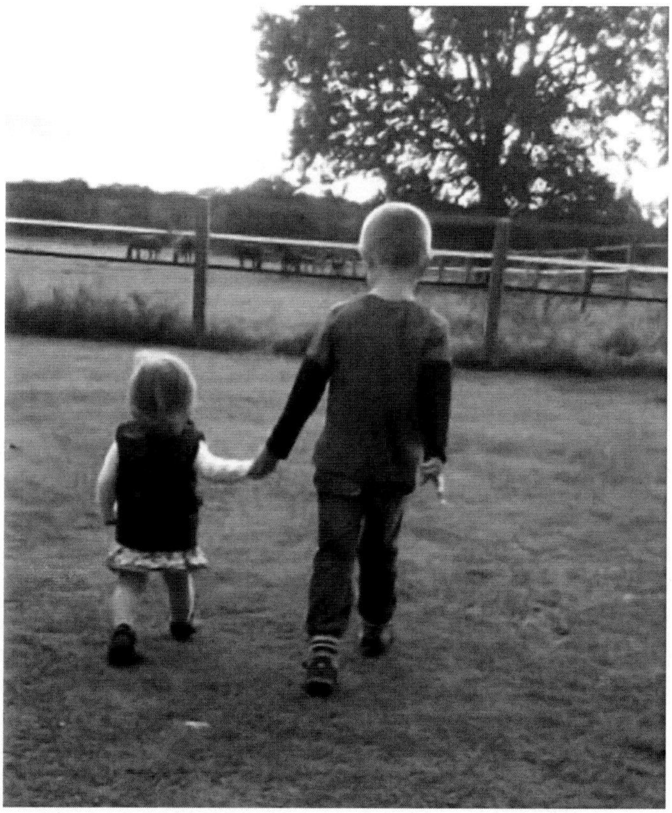

Marli (2 Jahre) mit ihrem Neffen (6 Jahre).

Das kannst du selbst tun: Infektionsschutz

Hebammen-Tipps von Anna-Maria Held

Als freiberufliche Hebamme kümmere ich mich täglich um die Gesundheitsvorsorge in der Schwangerschaft. Daher ist es mir ein besonderes Anliegen, Infektionen in der Schwangerschaft rechtzeitig zu erkennen oder – noch besser – zu vermeiden. Infektionen können eine von vielen Ursachen für eine Frühgeburt sein. Nachfolgende Hinweise sind daher wichtig, um das Frühgeburtsrisiko zu senken.

Harnwegsinfekte und Scheideninfektionen

Schwangere neigen – unter anderem durch die Wirkung des Schwangerschaftshormons Progesteron – häufiger zu Harnwegsinfekten. Auch der Scheiden-pH ist dann oft nicht mehr so sauer und bietet Fremd-Keimen ein günstiges Milieu. Diese vermehren sich dort ungehemmt und verursachen eine Entzündung.

Eine Scheideninfektion kann unter Umständen auch zu einer Harnwegsinfektion führen. Eine aufsteigende Harnwegsinfektion wiederum kann im ungünstigsten Fall die Fruchtblase befallen und sie somit beschädigen. Dies hätte dann einen Blasensprung zur Folge. Daher ist es sehr wichtig, dass die Symptome einer Harnwegsinfektion

- Schmerzen beim Wasserlassen
- Scheidenjucken und süßlich riechender, krümeliger Ausfluss (z. B. im Falle einer Pilzinfektion)
- Blutiger Urin

ernst genommen, abgeklärt und bei Bestätigung behandelt werden.

B-Streptokokken

Streptokokken der Gruppe B stehen in Verdacht, einen vorzeitigen Blasensprung auszulösen. Ein entsprechender Abstrich wird bei Vorhandensein klinischer Symptome vorgenommen.

Vaginale Untersuchungen

Das häufige vaginale Untersuchen, das bei den ärztlichen Schwangerenvorsorgen zu einem meist unnötigen Paradigma geworden ist, ist ebenfalls kritisch zu betrachten. Darmkeime, die sich in der Nähe des Scheideneingangs befinden, werden durch die Untersuchung in Richtung Gebärmutterhals geschoben. Dieser Bereich ist nicht für die Besiedelung von Darmkeimen vorgesehen. Eine Infektion ist möglich.

Es ist absolut „erlaubt", dem Gynäkologen zu sagen, dass eine vaginale Untersuchung nicht gewünscht wird. In den Leitlinien der Deutschen Gesellschaft für Gynäkologie und Geburtshilfe sind routinemäßige vaginale Untersuchungen übrigens auch gar nicht vorgesehen.

Karies

Es gibt einen deutlichen Zusammenhang zwischen mütterlicher Karies und vorzeitigem Blasensprung.

Karies wird vor allem durch ein Übermaß an Zucker in der Ernährung verursacht. Wer seinen Körper „überzuckert", gestaltet auch sein Scheidenmilieu „süßlich". Dort fühlen sich alle Keime wohl und können auch hier wieder zu einer Infektion führen. Ein Umdenken in Sachen Ernährung ist hier auf jeden Fall angesagt.

Intimhygiene

Übertriebene Intimhygiene kann die Scheidenflora ebenfalls irritieren. Es sind bestimmte Milchsäure-Bakterien in der Vaginalhaut vorhanden, damit sie vor Infektionen geschützt wird. Durch Desinfektion und Antibiotika werden die schützenden Bakterien abgetötet, widerstandsfähigere Fremdkeime können sich jetzt ausbreiten.

Zur Wiederherstellung der gesunden Vaginalflora ist es ratsam, entsprechende Milchsäure-Bakterien einzupflegen („Döderlein-Kulturen", als Vaginalkapseln in der Apotheke erhältlich). Danach reicht die normale Körperhygiene „wie immer".

Öffentliche Schwimmbäder

Schwangere, die gern ins Schwimmbad gehen, sollten sich zur Prophylaxe einen in Olivenöl getränkten Tampon einführen. Dieser wirkt wie eine Schutzbarriere und hat eine antiseptische Wirkung. Von Whirlpoolbesuchen in der Schwangerschaft rate ich grundsätzlich ab. Eine Scheidenpilzinfektion ist da fast garantiert.

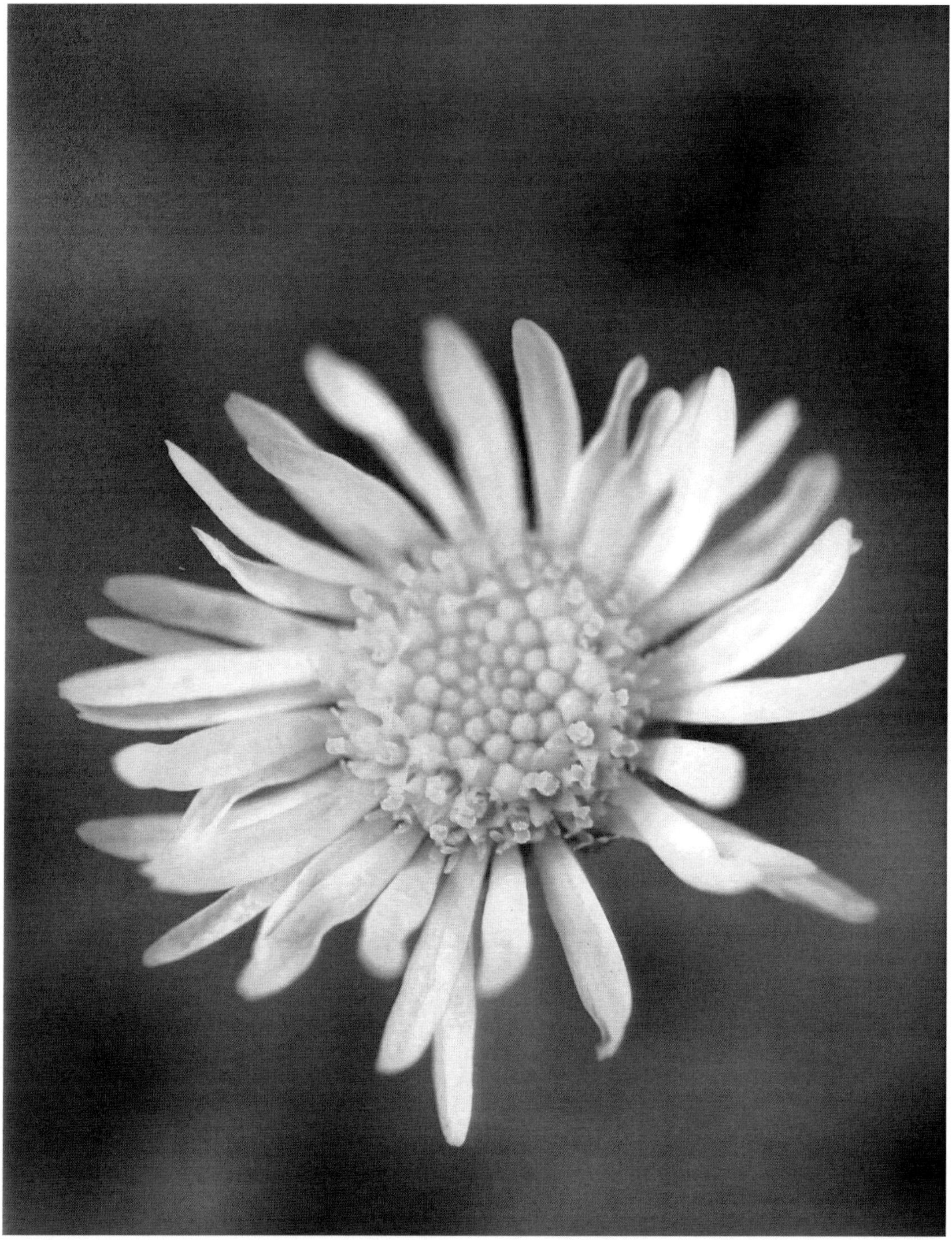

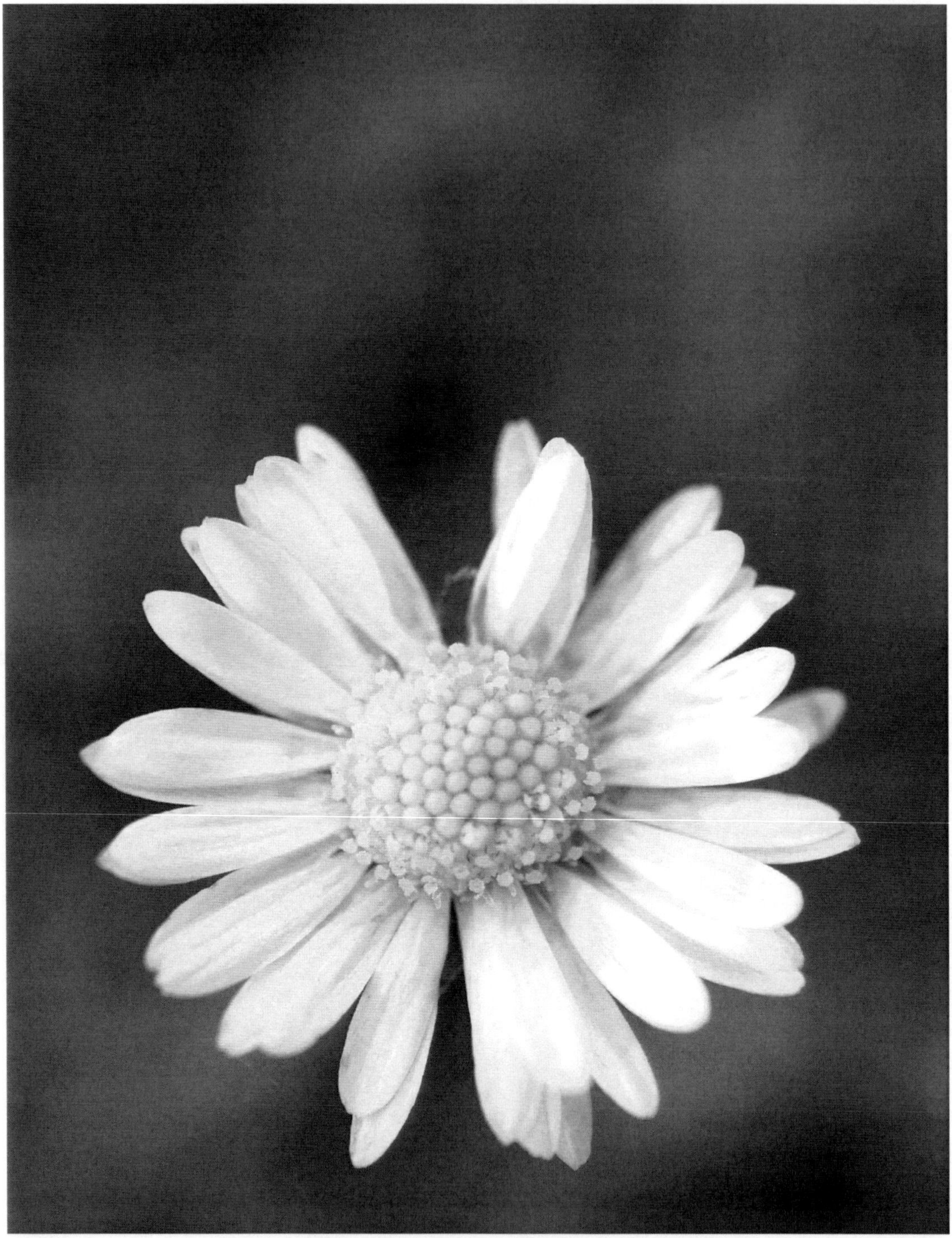

Raum für Notizen

Erfahrungsbericht

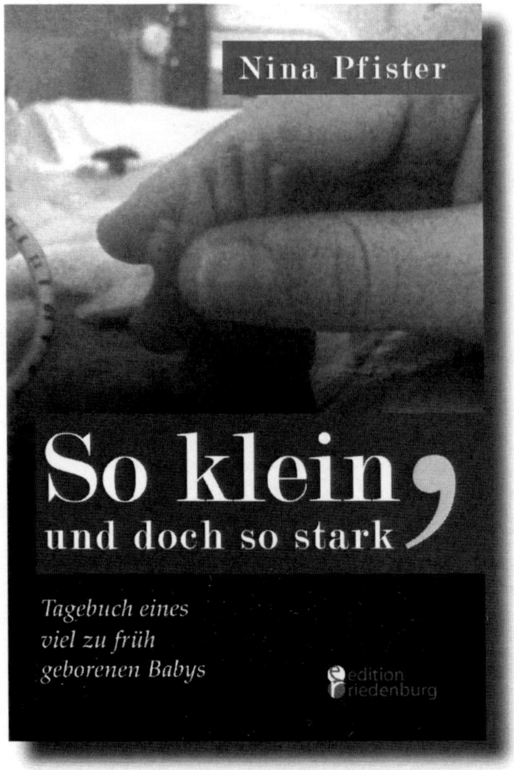

Es sind noch vier Tage bis zur „offiziellen Lebensfähigkeit“ unseres ungeborenen Sohnes. Die Ärzte erhöhen nochmals die Dosis der Wehenhemmer, doch die von der Hebamme gerufene Oberärztin meint lediglich: „Da ist jetzt nichts mehr aufzuhalten!“ Ich drücke ein paar Mal, und da rutscht der Winzling auch schon in seiner kompletten Fruchtblase aus mir heraus. Sie ist noch nicht einmal geplatzt. Wie klein er ist! Im Kreißsaal ist es mucksmäuschenstill. Alle warten darauf, ob Elias die Kraft und den Willen zum Leben hat. Die Welt scheint in diesem Moment völlig still zu stehen. Doch dann geschieht das eigentlich Unmögliche: Elias bewegt die kleinen Ärmchen und Beinchen und gibt einen leisen, quäkenden Laut von sich.

Dies ist die Geschichte von Elias, geboren in der 24. Schwangerschaftswoche. Seine Mutter Nina Pfister hat schon bald nach der viel zu frühen Geburt damit begonnen, ihre Erfahrungen aufzuschreiben. Als Erinnerung für sich selbst, als Mutmacher für andere Betroffene und als Danksagung an das Leben. Ninas Erzählungen, Briefe und Tagebucheinträge sind Zeugnis dafür, wie wichtig es ist, in den Stunden der Ungewissheit und des Zweifels ein familiäres und freundschaftliches Netzwerk um sich zu wissen, das einen auffängt. Der kleine Elias ist heute ein aufgeweckter Junge, dem man seine Frühgeburt kaum noch anmerkt. Während der Arbeit an diesem Buch war Nina erneut schwanger. Elias‘ kerngesunde Schwester Lara kam am errechneten Geburtstermin zu Hause zur Welt.

edition riedenburg

Ratgeber

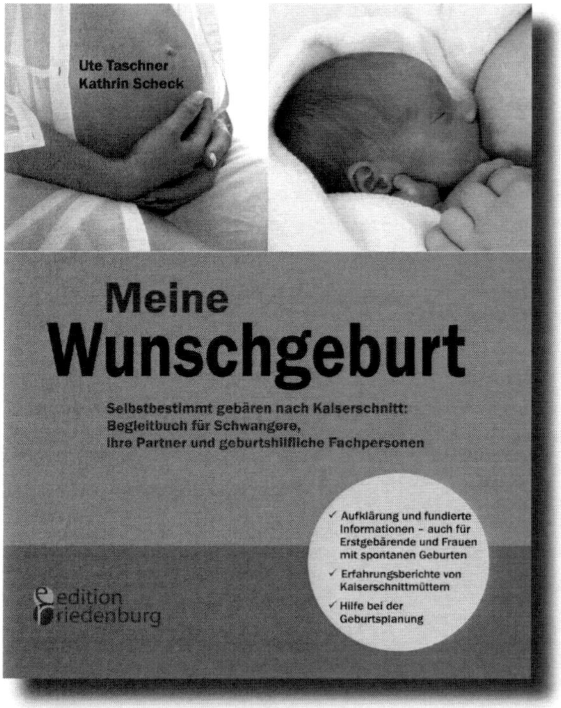

Meine Wunschgeburt

Selbstbestimmt gebären nach Kaiserschnitt: Begleitbuch für Schwangere, ihre Partner und geburtshilfliche Fachpersonen

Autorinnen:
Dr. med. Ute Taschner, Kathrin Scheck

Die meisten Mütter möchten ihr Kind verletzungsfrei auf natürlichem Wege zur Welt bringen. Dies trifft vor allem auf Frauen zu, die bereits einen oder mehrere Kaiserschnitte hatten und nun nach Alternativen zur operativen Entbindung suchen. Das Buch „Meine Wunschgeburt“ zeigt Schwangeren, ihren Partnern, GeburtshelferInnen und weiteren Fachpersonen Wege auf, wie dies gelingen kann.

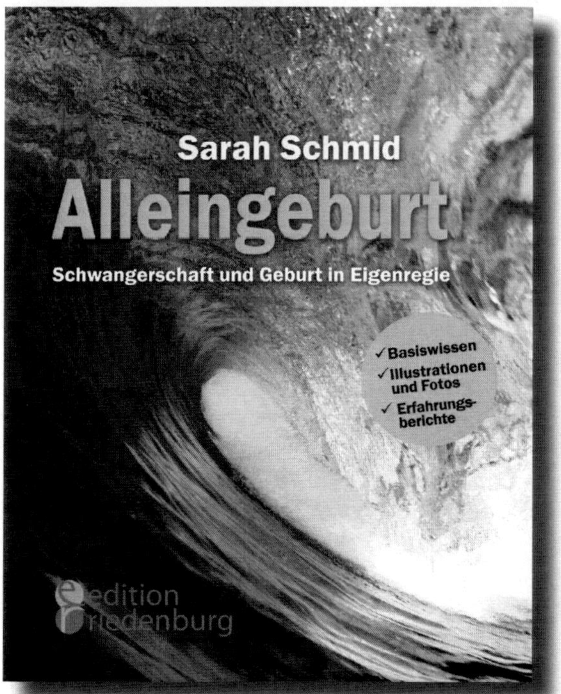

Alleingeburt

Schwangerschaft und Geburt in Eigenregie. Basiswissen | Illustrationen und Fotos | Erfahrungsberichte

Autorin:
Sarah Schmid (Ärztin, fünffache Mutter)

In „Alleingeburt“ vermittelt Sarah Schmid gesundes medizinisches Basiswissen und räumt gleichzeitig mit beängstigenden Geburtsmythen auf.

Ihr Buch ist daher auch für all jene eine wertvolle Lektüre, die Schwangerschaft und Geburt im klassisch betreuten Umfeld planen oder selbst als GeburtshelferIn tätig sind.

edition riedenburg

Hebammenwissen von Anna-Maria Held

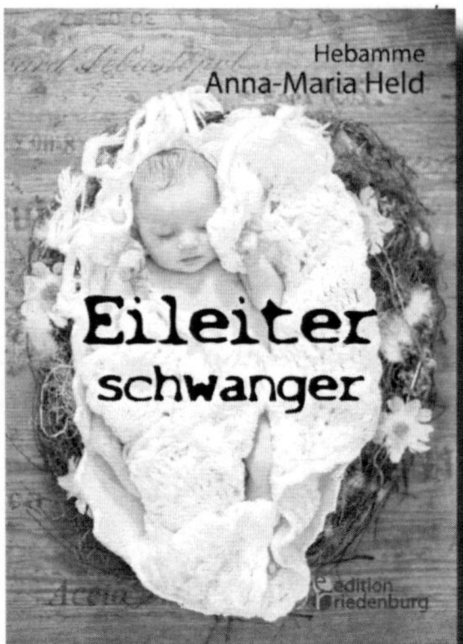

Für Anna-Maria und ihren Mann Lennert ist die Familienplanung mit zwei lieben, gesunden Kindern bereits abgeschlossen. Doch dann passiert es, und Anna-Maria ist schwanger. Eileiterschwanger. Auf einmal wird die Hebamme selbst zur Patientin und wechselt die Perspektive.

Das Schicksal trifft sie doppelt hart, denn beim notwendigen operativen Eingriff erleidet Anna-Maria nicht nur den unausweichlichen Schwangerschaftsabbruch, sondern büßt auch einen gesunden Eileiter ein.

„Dann begann die Heulerei und es heulte von ganz allein. Ich rief Lennert an, erzählte ihm kurz mit meinem Narkosekopf, was los war. OP fertig, ich wieder wach, linker Eileiter raus, alles doof. Mehr ging nicht."

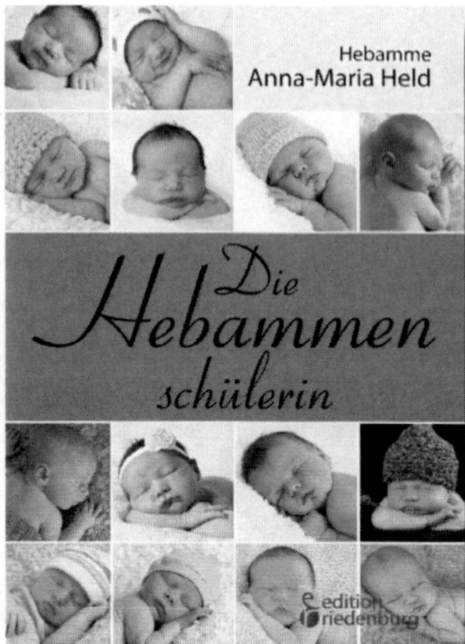

Geschafft! Als zweifache Mutter darf Anna-Maria wieder die Schulbank drücken. Doch die theoretische Ausbildung an der Hebammenschule ist nur die halbe Miete. Denn jetzt heißt es, im Kreißsaal werdenden Müttern Mut zu machen und sich gegen internes Gezicke durchzusetzen.

Hebamme zu werden ist Anna-Marias Herzenswunsch – wären da nicht die vorgeschriebenen Praktika im OP und andere Hürden ...

„Lotte sagte, man dürfe den Respekt vor der Geburtshilfe nicht verlieren. Man dürfe aber auch auf gar keinen Fall Angst davor bekommen. Und das war eine Gratwanderung, die nicht allen gelang. Ich wünschte mir sehr, dass ich bei dieser Wanderung nicht vom Weg abkommen würde."

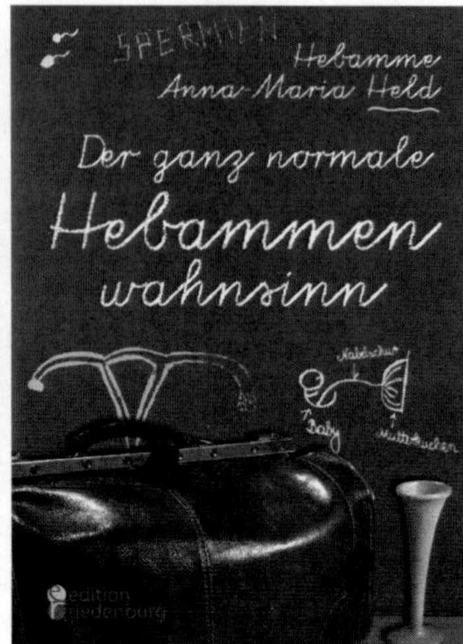

Schon wieder Schule! Eigentlich war für Anna-Maria die Ausbildung auf der Hebammenschule schon fast zu viel des Guten. Aber was tut man nicht alles, um wissbegierigen Neuntklässlern das A und O der Hebammenkunst beizubringen. So plaudert die freiberufliche Hebamme aus dem Nähkästchen und lässt die Horde jugendlicher Nachwuchs-Eltern samt ihren Übungspuppen an schrillen und schrägen, herzhaften und herzlichen Geschichten teilhaben.

„Chanelle erwartete ihr erstes Kind. ‚Wär toll, wenn du zwei Straßen weiter weg parkst und keinem sagst, dass du zu uns kommst. Der Marco ist auch nicht so begeistert davon, dass ich 'ne Hebamme hab. Da müssen wir mal gucken, wie das noch so wird.' Klar. Gern. Und sowieso: Schweigepflicht."

edition
riedenburg